歯科衛生学シリーズ

歯科医療
倫理学

一般社団法人
全国歯科衛生士教育協議会　監修

医歯薬出版株式会社

●執　筆（執筆順，＊執筆者代表）

樫　　則章＊　大阪歯科大学歯学部倫理学教室／人権教育室教授
尾﨑　哲則　　日本大学客員教授
保坂　　誠　　東京歯科大学千葉歯科医療センター総合診療科
頭山　高子　　大阪歯科大学歯科衛生士研修センター准教授

●編　集（五十音順）

田村　清美　　名古屋医健スポーツ専門学校歯科衛生科学科長
松井　恭平　　千葉県立保健医療大学名誉教授
山根　　瞳　　アポロ歯科衛生士専門学校名誉校長

This book is originally published in Japanese
under the title of：

SHIKAEISEIGAKU – SHIRĪZU
– SHIKAIRYORINRIGAKU
（The Science of Dental Hygiene：A Series of Textbooks
— Ethics in Dentistry）

Edited by The Japan Association for Dental Hygienist Education

© 2023　1st ed.

ISHIYAKU PUBLISHERS, INC.
　7-10, Honkomagome 1 chome, Bunkyo-ku,
　Tokyo 113-8612, Japan

『歯科衛生学シリーズ』の誕生

　全国歯科衛生士教育協議会が監修を行ってきた歯科衛生士養成のための教科書のタイトルを，従来の『最新歯科衛生士教本』から『歯科衛生学シリーズ』に変更させていただくことになりました．2022年度は新たに改訂された教科書2点を，2023年度からはすべての教科書のタイトルを『歯科衛生学シリーズ』とさせていただきます．

　全衛協が監修及び編集を行ってきた教科書としては，『歯科衛生士教本』，『新歯科衛生士教本』，『最新歯科衛生士教本』があり，その時代にあわせて改訂・発刊をしてきました．しかし，これまでの『歯科衛生士教本』には「歯科衛生士」という職種名がついていたため，医療他職種からは職業としての「業務マニュアル」を彷彿させると，たびたび指摘されてきました．さらに，一部の歯科医師からは歯科衛生士の教育に学問は必要ないという誤解を生む素地にもなっていたようです．『歯科衛生学シリーズ』というタイトルには，このような指摘・誤解に応えるとともに学問としての【歯科衛生学】を示す目的もあるのです．

　『歯科衛生学シリーズ』誕生の背景には，全国歯科衛生士教育協議会の2021年5月の総会で承認された「歯科衛生学の体系化」という歯科衛生士の教育および業務に関する大きな改革案の公開があります．この報告では，「口腔の健康を通して全身の健康の維持・増進をはかり，生活の質の向上に資するためのもの」を「歯科衛生」と定義し，この「歯科衛生」を理論と実践の両面から探求する学問が【歯科衛生学】であるとしました．【歯科衛生学】は基礎歯科衛生学・臨床歯科衛生学・社会歯科衛生学の3つの分野から構成されるとしています．また，令和4年には歯科衛生士国家試験出題基準も改訂されたことから，各分野の新しい『歯科衛生学シリーズ』の教科書の編集を順次進めております．

　教育年限が3年以上に引き上げられて，短期大学や4年制大学も2桁の数に増加し，「日本歯科衛生教育学会」など【歯科衛生学】の教育に関連する学会も設立され，【歯科衛生学】の体系化も提案された今，自分自身の知識や経験が整理され，視野の広がりは臨床上の疑問を解くための指針ともなり，自分が実践してきた歯科保健・医療・福祉の正当性を検証することも可能となります．日常の身近な問題を見つけ，科学的思考によって自ら問題を解決する能力を養い，歯科衛生業務を展開していくことが令和の時代に求められています．

　2023年1月

一般社団法人　全国歯科衛生士教育協議会理事長

眞木 吉信

最新歯科衛生士教本の監修にあたって
—歯科衛生学の確立へ向けて—

　生命科学や科学技術を基盤とした医学・歯学の進歩により，歯科衛生士養成を目的とした教育内容の情報量は著しく増加し，医療分野の専門化と技術の高度化が進んでいます．この間，歯科衛生士の養成教育にも質的・量的な充実が要求され，たび重なる法制上の整備や改正が行われてきました．2005（平成17）年4月には，今日の少子高齢化の進展，医療の高度化・多様化など教育を取り巻く環境の変化に伴い，さらなる歯科衛生士の資質向上をはかることを目的として，歯科衛生士学校養成所指定規則の改正が行われ，2010（平成22）年にすべての養成機関で修業年限が3年制以上となり，2013（平成25）年3月の卒業生はすべて3年以上の教育を受けた者となりました．

　21世紀を担っていく歯科衛生士には，さまざまな課題が課せられています．今日では，健康志向の高まりや口腔機能の重要性が叫ばれるなか，生活習慣病としてのう蝕や歯周病はもちろん，全身疾患，摂食・嚥下障害を有する患者や介護を要する高齢者の増加に対して，これまで以上に予防や食べる機能を重視し，口腔と全身の関係を考慮し他職種と連携しながら対応していくことが求められています．また，新しい歯科材料の開発やインプラントなどの高度先進医療が広く普及するに伴って患者のニーズも多様化しつつあり，それらの技術に関わるメインテナンスなどの新たな知識の習得も必須です．歯科衛生士には，こうした社会的ニーズに則したよりよい支援ができる視点と能力がますます必要になってきており，そのためには業務の基盤となる知識と技術の習得が基本となります．

　平成25年に設立50周年を迎えた全国歯科衛生士教育協議会では，このような社会的要請に対応すべく，活動の一環として，1972（昭和47）年，本協議会最初の編集となる「歯科衛生士教本」，1982（昭和57）年修業年限が2年制化された時期の「改訂歯科衛生士教本」，1991（平成3）年歯科衛生士試験の統一化に対応した「新歯科衛生士教本」を編集しました．そして今回，厚生労働省の「歯科衛生士の資質向上に関する検討会」で提示された内容および上記指定規則改正を踏まえ，本協議会監修の全面改訂版「最新歯科衛生士教本」を発刊するに至りました．

　本シリーズは，歯科衛生士の養成教育に永年携わってこられ，また歯科医療における歯科衛生士の役割などに対して造詣の深い，全国の歯科大学，歯学部，医学部，歯科衛生士養成機関，その他の関係機関の第一線で活躍されている先生方に執筆していただき，同時に内容・記述についての吟味を経て，歯科衛生士を目指す学生に理解しやすいような配慮がなされています．

　本協議会としては，歯科衛生士養成教育の充実発展に寄与することを目的とし

て，2010（平成22）年3月に「ベーシック・モデル・カリキュラム」を作成し，3年制教育への対応をはかりました．その後，2012（平成24）年3月には，著しく膨大化した歯科衛生士の養成教育を「歯科衛生学」としてとらえ，その内容を精選し，歯科衛生士としての基本的な資質と能力を養成するために，卒業までに学生が身に付けておくべき必須の実践能力の到達目標を提示した「歯科衛生学教育コア・カリキュラム」を作成したところです．今後の歯科衛生士教育の伸展と歯科衛生学の確立に向け，本シリーズの教育内容を十分活用され，ひいては国民の健康およびわが国の歯科医療・保健の向上におおいに寄与することを期待しています．

　最後に本シリーズの監修にあたり，多くのご助言とご支援，ご協力を賜りました先生方，ならびに全国の歯科衛生士養成機関の関係者に心より厚く御礼申し上げます．

　2014年3月

　　　　　　　　　　　　　　一般社団法人全国歯科衛生士教育協議会理事長

　　　　　　　　　　　　　　眞木　吉信

発刊の辞

　今日，歯科衛生士は，高齢社会に伴う医療問題の変化と歯科衛生士の働く領域の拡大などの流れのなか，大きな転換期に立たされています．基礎となる教育に求められる内容も変化してきており，社会のニーズに対応できる教育を行う必要性から2005（平成17）年4月に歯科衛生士学校養成所指定規則が改正され，歯科衛生士の修業年限は2年以上から3年以上に引き上げられ，2010年4月からは全校が3年以上となりました．

　また，「日本歯科衛生学会」が2006年11月に設立され，歯科衛生士にも学術研究や医療・保健の現場における活躍の成果を発表する場と機会が，飛躍的に拡大しました．さらに，今後ますます変化していく歯科衛生士を取り巻く環境に十分対応しうる歯科衛生士自身のスキルアップが求められています．

　「最新歯科衛生士教本」は上記を鑑み，前シリーズである「新歯科衛生士教本」の内容を見直し，現在の歯科衛生士に必要な最新の内容を盛り込むため，2003年に編集委員会が組織されて検討を進めてまいりましたが，発足以来，社会の変化を背景に，多くの読者からの要望が編集委員会に寄せられるようになりました．そこで，この編集委員会の発展継承をはかり，各分野で歯科衛生士教育に関わる委員を迎えて2008年から編集委員の構成を新たにし，改めて編集方針や既刊の教本も含めた内容の再点検を行うことで，発行体制を強化しました．

　本シリーズでは「考える歯科衛生士」を育てる一助となるよう，読みやすく理解しやすい教本とすることを心がけました．また，到達目標を明示し，用語解説や歯科衛生士にとって重要な内容を別項として記載するなど，新しい体裁を採用しています．

　なお，重要と思われる事項については，他分野の教本と重複して記載してありますが，科目間での整合性をはかるよう努めています．

　この「最新歯科衛生士教本」が教育で有効に活用され，歯科衛生士を目指す学生の知識修得，および日頃の臨床・臨地実習のお役に立つことを願ってやみません．

2014年3月

最新歯科衛生士教本編集委員会

松井恭平*	合場千佳子	遠藤圭子	栗原英見	高阪利美
白鳥たかみ	末瀬一彦	田村清美	戸原　玄	畠中能子
福島正義	藤原愛子	前田健康	眞木吉信	升井一朗
松田裕子	水上美樹	森崎市治郎	山田小枝子	山根　瞳

（*編集委員長，五十音順）

第2版　執筆の序

　本書第1版が出版された背景には，その序文にあるように，1996（平成8）年に，医療に関係するすべての職種の教育課程の改革を提言した「21世紀の命と健康を守る医療人の育成を目指して（21世紀医学・医療懇談会第1次報告）」があります．この提言の柱の1つに「患者中心，患者本位の立場に立った医療人」の育成があり，本書第1版はまさにそのような課題に答えるために書かれたのですが，今回，第1版の出版から10余年を経て第2版を出すにあたり，編集方針を一部変更することにしました．患者中心・患者本位の医療人の育成という点では第1版と変わりありませんが，チーム医療や医療コミュニケーションについてはほかの教科書に譲ることにしました．

　代わりに，世界の歯科医療界においても患者中心・患者本位の医療の実践が求められていることをぜひ学んでほしいとの思いから，世界歯科連盟（FDI）や国際歯科衛生士連盟（IFDH）の倫理規範を取り上げました．また，医療の進歩と生命の尊厳との調和をどのようにとっていくかが今日の医療の大きな課題であり，そのことを医療の担い手となるみなさんにもよく理解してもらいたいと考えて，医療倫理や生命倫理のさまざまな問題に多くの頁を割きました．さらに，歯科衛生士養成教育においても，卒業研究で人を対象とした調査研究が行われるようになってきたことから，研究倫理について1章を当てました．こうして，今回の改訂は，倫理をより前面に押し出したものとなりました．

　医療倫理というと，生死を分けるような問題や大きな社会的問題ばかりに目が行きがちですが，実際には，歯科衛生士養成教育を受けるなかでも，また実習においても倫理的な問題に直面します．そのことをしっかりと受けとめ，またそうした問題について自ら考えてもらうためにCase Studyを用意しました．

　本書が，患者中心・患者本位の歯科医療を今後さらに一段と進めるための一助となることを心より願っています．

　2014年3月

執筆者代表　樫　則章

第1版　執筆の序

　1995年（平成7）年に医療に関係するすべての職種の教育課程を見直すための検討会が開かれました．その意見書では"これからは，1人の患者さんに提供される各種のサービスをそれぞれの専門職種に委ねる「チーム医療」への取り組みが必要になります．したがって各専門職種の教育現場では，チームの一員としての医療に対する基本的な認識と理解および情報収集・処理能力を修得させるための教育が必要です．具体的には，健康と疾病の概念，地域保健の仕組み，医療関係職種の役割と連携，医学・医療概論などとともに生命倫理と医療倫理を全医療職種に共通して教育することが望ましい"としています．

　その一方で，わが国の医療のあり方が，医師・歯科医師の倫理観に基づく伝統的な医療から患者を中心とする新たな医療倫理観に基づく全人的医療へと急速に変化してきました．

　歯科医療の現場では継続的口腔管理を求める患者や高齢の患者が増えてきたことから，歯科衛生士は口腔の保健を担う者として，これまでにもまして広い知識と高い技術が求められるようになりました．とくに高齢者の増加によって，在宅・施設における要介護者への歯科医療サービスを提供する機会が多くなりました．そのため歯科衛生士の業務は診療所内から診療所の外へと広がり，他の医療職種の人達とかかわるようになりました．サービスの現場では，これまで経験したことのない複雑な人間関係が生じ，歯科衛生士には，チーム医療の一員として倫理的判断に基づいた行動のとれることが求められています．

　歯科診療所では，患者との信頼関係に基づく医療サービスを提供することができるように，インフォームド・コンセントや生活の質（QOL）について理解し，それを説明・実践できることが歯科衛生士に求められます．また，患者との人間関係だけでなく，歯科医師や同僚たちとも常に円滑な連携を保つことのできる能力も必要です．

　さらに，これまで歯科医療の現場では，あまり省みられることのなかった，生と死の問題についても医療従事者に共通した倫理上の課題として認識できることが必要になり，医療倫理とともに生命倫理についても理解を深めることが大切になってきました．

　本書は，このような背景の下に編纂されました．新しい医の倫理の原則を学ぶとともに，歯科衛生士に求められる職業人としての心構えやインフォームド・コンセントに基づいた患者対応，医療現場で必要となるコミュニケーション技術やその基礎となる行動科学についても学びます．加えて，実際に起こり得る倫理的問題への対処の仕方について具体的な事例をあげていま

す.“ケアの倫理”の実践的教育については，本書を参考にして歯科予防処置，歯科診療補助，歯科保健指導の各科目において積極的に取り組まれることが望まれます.

　終わりに，本書の出版にあたってご尽力くださった医歯薬出版株式会社に深く感謝します.

　2002 年 12 月

執筆者一同

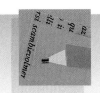

歯科医療倫理学

CONTENTS

執筆分担

1章	樫　則章	付1	樫　則章	
2章	樫　則章		尾﨑哲則	
3章	樫　則章		頭山高子	
4章	尾﨑哲則	付2	樫　則章	
付章	保坂　誠	Case Study	樫　則章	
			頭山高子	

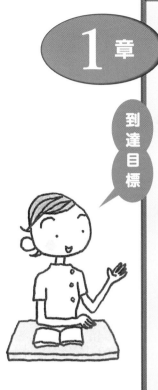

1章 なぜ医療倫理を学ぶのか

到達目標

❶ 伝統的な医の倫理の特徴を述べることができる.

❷ 新しい医の倫理（医療倫理）が求められるようになった理由を列挙できる.

❸ 医療倫理とは何かについて簡潔に述べることができる.

❹ 患者中心の医療とは何かについて述べることができる.

❶ ─ 伝統的な医の倫理から新しい医の倫理（医療倫理）へ

　　今日ほど，医療のあり方が厳しく問われている時代はない．しかも，医療事故や未曾有の高齢社会の到来といった，医療に関わる 2，3 の問題だけをとってみても明らかなように，問われているのは医療のあり方だけではない．医療従事者を養成する教育のあり方についてさえ見直しが迫られているのである．医療倫理について学ばなければならない理由の一端がここにある．

　　さらに視野を広げれば，医療倫理について学ばなければならない理由はほかにもある．それは，大きく以下の 2 つに分けることができる．

① 20 世紀後半から，『ヒポクラテスの誓い』（p.10, 73 参照）に代表される従来の伝統的な医の倫理だけでは，今日の医療を取り巻くさまざまな問題に対処できなくなっただけでなく，伝統的な医の倫理に対する批判も高まってきた．そのために，新しい医の倫理─それが医療倫理である─が求められるようになった．

② 今日では，新しい医の倫理（医療倫理）を理解することが，すべての医療従事者にとっても，「よき医療」を実践するために不可欠なものとなっている．

1. 伝統的な医の倫理としての『ヒポクラテスの誓い』と『ジュネーブ宣言』

医療は人の生命と健康に関わるものであり，古くから倫理規範が定められていた．その代表例が『ヒポクラテスの誓い』である．

『ヒポクラテスの誓い』とは，今日，西洋医学の父とよばれる古代ギリシャの医師，ヒポクラテスの名を冠した，医師の職業上の義務について述べたものである（p.10 参照）．その中心をなすのは人命の尊重と患者への献身である．西洋社会では，医の倫理といえば，伝統的に『ヒポクラテスの誓い』をさしていた．

そして，『ヒポクラテスの誓い』にみられる**人命の尊重と患者への献身**は，第二次世界大戦後，世界医師会が採択した『ジュネーブ宣言』（p.10, 73 参照）において医師の基本的な義務として改めて確認された．

2. 新しい医の倫理の必要性

伝統的な医の倫理に代わる，新しい倫理が求められるようになったのはなぜだろうか．1つは，伝統的な医の倫理だけでは，今日の医療を取り巻くさまざまな問題に対処できなくなったこと，もう1つは，伝統的な医の倫理が批判されるようになったことである．

1）伝統的な医の倫理だけでは対処できなくなった背景

（1）多職種連携

『ヒポクラテスの誓い』に代表される伝統的な医の倫理は，医師集団が自らに課した医師としての**職業倫理**である．ところが今日では，**多職種連携**によるチーム医療が実践されている．そのため，医師だけでなく，すべての医療従事者に向けられた新しい医の倫理が必要とされるようになった．

それと同時に，チーム医療のあり方そのものも検討されるようになった．たとえば，看護師や歯科衛生士はそれぞれ医師，歯科医師の補助的役割のみを果たすものとされ，医師―看護師，歯科医師―歯科衛生士の関係はとかく主従関係とみなされがちだった．ところが，そうした関係が見直され，患者の診療にあたり，医療従事者はそれぞれの役割を果たしつつ，チーム医療の一員として対等の関係にあると考えられるようになっている．

医療はさまざまな社会制度の1つとして社会全体の枠組みの中に組み込まれている．そのため，医療従事者の職業上の義務を一般的な倫理や社会の法的枠組みの中に位置づけ，また，医療制度のあり方についても医療以外のほかの社会制度との関係において考察せざるをえなくなった．

たとえば，新しい治療法の開発によって多くの患者の命が救われるようになったが，実際のところ，そのことが意味するのは，それだけいっそう国民医療費が増加

したということでもある．新しい治療法が開発されると，その利用者が年々増え，さらに国民医療費が増えるのである．日本の国民医療費は，ほかの先進国と比べれば，1人当たりの金額でも，対国民所得比でも，比較的低い水準にあるといわれている．しかし，だからといって医療費の総額を無際限に増やすことはできない．

(2) 医療技術の発達が与える社会的影響

かつて，医療の問題は医療の専門家（実質的に医師）に任せられていた．ところが，20世紀半ば以降の延命技術の発達や生殖補助医療，また遺伝子診断や再生医療*（p.30参照）などの先端医療が社会に与える影響は極めて大きくなった．そのために，これらの医療のあり方について，社会一般の倫理や法と照らし合わせ，社会全体の問題として解決せざるをえない状況が生じた．

再生医療
細胞を用いて組織や臓器を修復する技術です．

たとえば，1950年代以降，人工呼吸器の普及によって多くの患者の生命が救われるようになった一方で，いわゆる脳死状態が生じ，脳死状態の人ははたして生きているのか死んでいるのかという大きな社会的問題が問われることになった．

また，1960年代から70年代に延命技術が発達するようになると，終末期にある患者をどこまで積極的に延命するべきか，どのような医療がふさわしいのかというターミナルケア*のあり方に関する問題が生じた．

ターミナルケア
終末期医療．近年ではエンドオブライフケアとよばれます．

さらに，1970年代末に「体外受精＋胚移植」技術が確立したが，この技術をどのように用いることが社会的に認められるのかという問題が1980年代以降問われるようになった．

新しい医療技術は今後も次々に開発され臨床応用されるようになるだろうが，「できる」ことのすべてが「してよい」というわけではないとすれば，社会は「してよい」ことと「してはならない」ことをどのように決定するべきだろうか．

(3) 人を対象とする医学研究の倫理

伝統的な医の倫理で，人を対象とする医学研究の倫理が積極的に論じられることはなかった．

人を対象とする医学研究の倫理が最も厳しく問われたのは，第二次世界大戦中に非人道的人体実験を行ったナチスドイツの医師たちをアメリカが単独で裁いた裁判においてである．この裁判の判決文において，被験者の自発的同意が必須であること，またそのために，研究に関わるさまざまな事柄について十分な知識が被験者に与えられ，被験者がそれを十分に理解しなければならないことが明確に述べられた．この原則は，裁判が開催されたドイツの都市名にちなんで**ニュルンベルク綱領**（p.13, 82参照）とよばれ，第二次世界大戦後の人を対象とする医学研究の倫理の出発点をなすものであった．

20世紀後半になると，人体の生理や病理に関する基礎的研究だけでなく，治療法の開発や確立を目指した研究も盛んに行われるようになり，それとともに，人を対象とした医学研究を実施するには，どのような条件が満たされるべきかという問題が改めて問われるようになった．そうした状況下で世界医師会が，1964年に人を対象とする医学研究の倫理原則として『ヘルシンキ宣言』（p.13, 83参照）を採択し

た. 1975 年に大幅に改正され, そこでは「**インフォームド・コンセント**」(3章参照) という言葉が使われた.

　このように 20 世紀後半になって, 従来の伝統的な医の倫理だけでは対処できないような新しい問題や状況が次々に生じるようになり, 新しい医の倫理が求められるようになったのである.

2) 伝統的な医の倫理に対する批判

　『ヒポクラテスの誓い』の中には医師の守秘義務, 差別のない医療の実践など, 今日でも通用するものが少なくない. けれども「医師が医師自身の判断にしたがって診療行為を行う」という伝統的な医師の態度が, 医師のパターナリズムとして批判の対象となった.

(1) 医師のパターナリズム

　パターナリズムとは, もともと「わが子に対する父親の深い思いやりの態度」を意味する. **医師のパターナリズム**とは, 「医師は患者に対してわが子に接するかのように深い思いやりをもって接するべきである」という医師の基本的な態度をさす.

(2) 医師のパターナリズムの問題点

　医師の基本的義務は人命の尊重と患者への献身であり, 医師が患者のために最善を尽くすことは間違ったことではない. 問題は, 医師が医師自身の判断だけでそれを行うことである. そのことが, 医療については医療の専門家である医師の判断にすべて委ねられるべきであり, あれこれ説明したところで患者には理解できないのだから, 患者はただ医師の指示に従ってさえいればよいという態度を医師の側にもたらす結果となったのである.

(3) 患者の自己決定権

　成人で判断能力のある人なら, 自分のことについては, 他人に相談したり助言を求めたりすることがあるとしても, 最終的には自分で決める権利があると考えている人が多いだろう. 事実, 「自分のことは自分で決める権利（**自己決定権**）」は今日広く認められ, 受け入れられている.

　病気になったからといって, 成人で判断能力のある人がもっている自己決定権が失われるわけではないとすれば, ある一定の診療行為を受けるか受けないかを最終的に決める権利は患者にあるということになる. 医師の診療行為といえども, 患者の同意を得て行われるべきものであり, また, その同意を有効なものとするために, 患者の同意に先だって, 診療行為に関するさまざまな情報が患者に与えられるべきだという考えが 20 世紀後半になって広く支持されるようになった. こうして, 伝統的な医の倫理にみられる医師のパターナリズムが批判されるようになった.

①自律尊重：医療従事者は，治療を受けるか否かに関する患者自身の決定（医学研究の場合は，研究に参加するか否かに関する被験者自身の決定）を尊重しなければならない．
②無危害　：医療従事者は，患者や被験者に意図的に害を与えてはならない．
③善　行　：医療従事者は，医療を通じて患者の福利を積極的に促進しなければならない．
④正　義　：医療制度における利益と負担の配分，医療資源の分配，患者や被験者に対する公正な態度，法令の遵守などに関わる原則．

図1-1　バイオエシックス（生命倫理）の四原則

3. 医療倫理（学）

　20世紀後半になって，従来の伝統的な医の倫理だけでは対処できないような問題や状況が次々に登場するようになるとともに，伝統的な医の倫理に対する批判も高まって，新しい医の倫理が求められるようになった．新しい医の倫理は，わが国では**医療倫理（学）**とよばれている．医療倫理は，人間関係を律する一般的な倫理と法を踏まえたうえで，医師だけでなく，すべての医療従事者の職業上の義務と，社会における医療のあり方について検討し，問題解決のための具体的な指針を与えることを目指す学問である．

　なお，伝統的な医の倫理では，医師は患者の生命と健康を守ることによって患者の利益を促進し，患者に害を与えないという2つの道徳原則（**善行の原則**と**無危害の原則**）に従っていればよかった．けれども医療倫理では，それらに加えて患者の自己決定を尊重する原則（**自律尊重の原則**）と，医療の社会的問題を考察するために公正や公平を尊重する原則（**正義の原則**）が必要とされている．これらの原則は「**医療倫理の四原則**」，あるいは，「**バイオエシックス（生命倫理）の四原則**」とよばれている（**図1-1**）．

❷ ─医療従事者の基本的義務

　今日の医療は，さまざまな医療従事者が自らに与えられた役割を果たし，互いに協力し合ってはじめて成立するようになっている．医療従事者には，人命の尊重と患者への献身という共通の基本的義務がある．しかし，人工妊娠中絶やターミナルケアなどについては，従来の医の倫理が意図した内容では対応しきれなくなっている．それでも人命の尊重は依然として医療従事者の基本的義務であり，新しい医の倫理（医療倫理）においても，この点に関しては本質的に変わるところがないのである．

　近年，医療はサービス業であるといわれることが多い．しかし，医療がサービス業として営利を目的とする商業活動にほかならないなら，通常の商業活動に求めら

れる以上の義務を医療従事者に求められることはない．「嘘をつかない」，「約束を破らない」，「押し売りをしない」といった消極的な義務さえ守っていればそれで済むはずである．ところが，医療の場合はそうはいかない．医療従事者全員に，患者の利益を意図的に損ねてはならないという消極的な義務に加えて，人命の尊重と患者への献身という特別の積極的な義務があってはじめて人々は安心して診療行為を受けることができるのである．

　ここで重要になるのが，信用と信頼の区別である．「私は相手を信用できる」ということは，「相手は私の利益を少なくとも意図的に損ねることはないと期待できる」ということである．他方で「私は相手を信頼できる」ということは，「相手は私のために積極的に善いことをしてくれると期待できる」ということである．信用と信頼を仮にこのように区別するならば，人々が医療従事者に求めているのは，いうまでもなく信頼である．患者からの信頼なくして医療はありえない．そのため医療従事者は，患者からの信頼に応えることができるように，常に知識を深め技能に磨きをかけることを怠ってはならない．

　なお，保健指導などを通じて，目の前の患者だけでなく，あらゆる人々の生命と健康を守ることも医療従事者に求められている．この点をしっかりと認識することも医療倫理を理解するうえで大切なことである．

Case Study-1 考えてみよう ▶ 歯科衛生士としての倫理観

　先日，HIV をテーマにした授業がありました．先生が学生に「HIV に感染したら正直に話しますか？」と質問したところ，ほとんどの学生が秘密にすると回答しました．

　すると，先生は，「あなたたちは，歯科衛生士になる資格がない」と怒り出してしまったのです．

　私も先生と同じ意見で，こんな倫理観のない人たちが，歯科衛生士になるなんて，どうなっているのだろうかと思いました．

（「2013 年度版　よき歯科医師になるための 20 の質問　倫理的検討事例集」より改変）

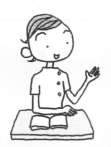

・何が問題なのでしょうか？
・問題から学んだことは何でしょうか？

❸ー患者中心の医療

　近年，**患者中心の医療**という言葉がよく使われる．患者中心の医療とは疾患中心の医療に対する反省から用いられるようになった言葉だといわれている．要するに疾患（病気）ではなく，患者（病人）を診よということである．

　人は，自己決定権をはじめとするさまざまな権利の主体であり，それは病人になったからといって変わるものではない．したがって，患者を診るということは，患者が患者としてもつ権利を尊重するということである．患者には自己決定権があるのだから，いくら患者のためによかれとはいえ，医師の判断だけで実施する医療は患者中心とはいえない．それはむしろ，医師中心の医療である．

　患者を診るということのもう１つの意味は，人は，恐れや不安を感じる存在であるのだから，患者の感情面に配慮しなければならないということである．いくら患者に真実を語らなければならないとしても，不必要に患者を不安にしたり恐怖心を感じさせたりしてよいわけではない．また，患者の苦しみに共感を示したり，不安や思いを受け止めて，患者に理解を示したり患者を支持したりすることによって患者を精神的に支えるのも大切である．

Case Study-2 考えてみよう　コンタクトポイントの状態不良

　私は歯科衛生士になって５年目です．

　昨日の診療の出来事です．歯科医師がメタルクラウンを合着した後，デンタルフロスで歯間部を確認したときに，コンタクトポイントが緩いことに気がつきました．そこで担当の歯科医師に「コンタクトポイントの状態が不良で食片が圧入すると思います」と伝えたところ，「そのままでいい」と言われました．

　責任は歯科医師がとるので，私は知らなかったことにすればよいのでしょうか．

・患者さんへの対応はどうしますか？

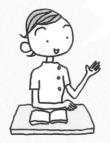

❹ 歯科医療に関する権利と義務, および歯科衛生士の社会的使命

　歯科医療従事者の一員として，患者中心の歯科医療を進め，人々の生命と健康を守り，社会に貢献するという歯科衛生士の社会的使命を果たすためには，何よりもまず歯科医療に関連する権利と義務をよく理解し，自らの社会的使命を自覚しておかなければならない．

　権利や義務というと，堅苦しさや人情味のなさ，あるいは利害の対立といったものが感じられるかもしれない．しかし，歯科医療に関連する権利と義務をよく理解することによって，むしろ好ましい人間関係を築くことができるのである．

　また，社会的使命という言葉には，自己犠牲のような響きがあるように思われるかもしれない．しかし，歯科衛生士としての社会的使命を自覚し，それを積極的に果たすことによって，はじめて誇りと自信をもって職務に専念することができるのである．

　なお，歯科医療に関連する権利と義務については本書の付録（p.73〜86）に関連する資料を示した．ぜひ読んで参考にしてもらいたい．

Case Study-3 考えてみよう ▶ 末期がん患者の一言

　私は，医科の緩和病棟から紹介された患者さんに，歯科医師による診察所見やエックス線検査結果をもとに，口腔ケアの必要性を説明していました．すると，患者さんから，「いくらお口の中をきれいにしても，私はあと2週間しか生きられないですよ」と言われました．患者さんは，過去に頭頸部がんの手術や化学療法のために入退院を繰り返し，今度が5回目の入院でした．患者さんは，自分から歯科受診を希望していたわけではなく，病棟の看護師から紹介されて歯科受診をされたのでした．

　事前にがん告知がされていたことや病状も確認できていたので，頭の中では起こりうることだと意識はしていました．しかし，実際に患者さんが発した一言で，頭の中が真っ白になってしまいました．

　そのとき，傍らにいた先輩歯科衛生士が，患者さんに近づき「そうなんですか…」と言いながら，そっと患者さんに寄り添い，肩や背中を手で触れ，まるで患者さんを支えるような対応をされました．

（「2013年度版　よき歯科医師になるための20の質問　倫理的検討事例集」より改変）

・学んだことは何でしょうか？

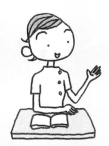

参 考 文 献

1）伏木信次，樫　則章，霜田　求編著：生命倫理と医療倫理　第4版. 金芳堂，京都，2020.
2）日本歯科医学教育学会倫理・プロフェッショナリズム教育委員会編：よき歯科医療人になるための倫理・プロフェッショナリズム教育　プロフェッションワークブック. 医歯薬出版，東京，2019.

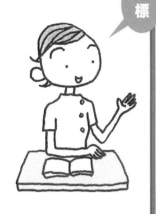

2章 医療倫理に関する規範とバイオエシックス

到達目標

❶医療従事者の職業倫理に関する規範について概説できる.
❷患者の権利について概説できる.
❸人を対象とする医学研究の倫理について概説できる.
❹バイオエシックス（生命倫理学）とは何かについて概説できる.
❺命の始まりと終わりに関する倫理的問題について概説できる.
❻医療技術の発達がもたらした倫理的問題について概説できる.

❶ ― 医の倫理に関する規範および国際規範（表2-1）

1. 医療従事者の職業倫理

1）医師の職業倫理に関する規範

（1）医師の職業倫理に関する古典的規範―ヒポクラテスの誓い―

医師の職業倫理に関する古典的な規範として最も有名なのは『ヒポクラテスの誓い』（付2 p.73参照）である．『ヒポクラテスの誓い』は紀元前5世紀頃の古代ギリシャで書かれた医師の宣誓書である．西洋医学の父といわれるヒポクラテスの名を冠した医術集典『ヒポクラテス全集』に収められている．そこに書かれた医師としての義務がキリスト教の人道主義とも合致するために，その後，多少の変更は加えられたものの，医の倫理といえば『ヒポクラテスの誓い』といわれるほど西洋社会において広く普及した．

（2）医師の職業倫理に関する国際規範

A．ジュネーブ宣言（付2 p.73参照）

『ジュネーブ宣言』は，1947年にパリで結成された世界医師会が，1948年，スイスのジュネーブで開催された第2回総会において採択した宣言である．ドイツの医

師たちがナチスの政策に協力したことの反省に立って，医師としての義務を再認識するために『ヒポクラテスの誓い』を現代版に改めたものである．時代の変化にあわせて，数次の改定が行われ，2017年には大幅に改定された．

B. 医の国際倫理綱領（付2 p.73 参照）

1949年，ロンドンで開催された世界医師会総会において，『ジュネーブ宣言』をおし広げるものとして採択された医師の倫理規範である．医師として遵守するべき義務が，「一般的な義務」，「患者に対する義務」，「同僚医師に対する義務」に分けて謳われている．これも数次の改定が行われている．

（3）わが国における医師の職業倫理に関する規範

わが国では，世界医師会が『医の国際倫理綱領』を出した2年後の1951年に，日本医師会が『医師の倫理』を出した．その後，患者の権利の尊重という時代状況の変化に対応すべく1996年の『「医師に求められる社会的責任」についての報告』を経て，2000年に『医師の倫理』を改定して『医の倫理綱領』（付2 p.74 参照）が採択された．さらに2004年には『医師の職業倫理指針』が出された（2008年，2016年改定）．この指針では，医師の責務が「医師の基本的責務」，「医師と患者」，「医師相互の関係」，「医師とその他の医療関係者」，「医師と社会」に分けられ，ほかに「終末期医療」，「生殖医療」，「遺伝子をめぐる課題」，「人を対象とする研究」がそれぞれ簡潔に述べられている．

2）歯科医師の職業倫理に関する規範

（1）歯科医師の職業倫理に関する国際規範

A. 歯科医療専門職の国際倫理原則（付2 p.74 参照）

歯科医師の職業倫理に関する国際規範としては，世界歯科連盟（FDI）の『歯科医療専門職の国際倫理原則』（1997年）がある．「歯科医療に求められる技能および科学ならびに人道の諸原則に従って業務を営まなければならない」をはじめとして10の原則を定めている．

B. 歯科医師の基本的な責務と権利（付2 p.75 参照）

世界歯科連盟（FDI）は2007年に『歯科医師の基本的な責務と権利』を採択し，歯科医師の基本的な責務として「基本的人権と患者の権利を認識し，促進し，擁護する義務」など7つの責務をあげている．

（2）わが国の歯科医師の職業倫理に関する規範

わが国の歯科医師の職業倫理については，日本歯科医師会が1987年に『倫理規範』（付2 p.76 参照）を理事会で承認し，2005年には『歯科医師の倫理綱領』を出している．2008年には1996年に作成した『信頼される歯科医師』を受けて，『信頼される歯科医師Ⅱ』を出して，歯科医師の職業倫理を「歯科医師自身の基本姿勢」，「患者を尊重した歯科医療」，「歯科医師としての社会的責任」に分けて詳述している．

3）歯科衛生士の職業倫理に関する規範

（1）歯科衛生士の倫理に関する国際規範

　国際歯科衛生士連盟（IFDH）は 2004 年，『倫理綱領』（付 2 p.76 参照）を定めた．序文において歯科衛生士の基本的責務を明らかにし，歯科衛生士が倫理的に重んじなければならない価値として "誠実さ" と "相手を尊重すること" の 2 つをあげ，倫理綱領を「歯科衛生士と人々および社会」，「歯科衛生士と実践」，「歯科衛生士と共働者」，「歯科衛生士と専門性」の 4 つの領域に分けて示している．

（2）わが国における歯科衛生士の職業倫理に関する規範

　日本歯科衛生士会は 1981 年，会創立 30 周年を記念して『歯科衛生士憲章』（付 2 p.77 参照）を出し，2019 年には IFDH の『倫理綱領』を踏まえて，『歯科衛生士の倫理綱領』を代議員会で採択した．

2. 患者の権利

　患者の権利を最初に謳ったのは，アメリカのボストンにあるベス・イスラエル病院（その後ダコネス病院と合併して，ベス・イスラエル-ダコネス医療センターと改称）である．1972 年「患者の権利と責任」の一部として「患者としてのあなたの権利」が病院に掲げられた．翌年にはアメリカ病院協会が『患者の権利章典』を発表した．患者の権利を謳った国際的規範としては，世界医師会の『リスボン宣言』がある．

1）リスボン宣言（付 2 p.80 参照）

　1981 年，リスボンで開催された第 34 回世界医師会総会で『患者の権利に関する宣言』が採択された．当初，それは 6 つの権利（医師を自由に選ぶ権利，外部からの干渉を受けずに自由に臨床的および倫理的判断を下すことのできる医師の診療を受ける権利，適切な情報を得たうえで治療を受けるか，または拒否する権利，患者の医学的および個人的情報の機密性を医師が尊重してくれるだろうと期待する権利，尊厳のうちに死ぬ権利，適切な宗教的支援を受けるか，または拒否する権利）を，それぞれ 1 行で説明した極めて簡素なものであったが，その後，1995 年のバリ島大会で修正された．修正版では，診療に際しての 11 の原則が謳われており，その中に，患者の権利として 8 つの権利（「良質の医療を受ける権利」，「選択の自由の権利」，「自己決定の権利」，「情報に対する権利」，「守秘義務に対する権利」，「健康教育を受ける権利」，「尊厳に対する権利」，「宗教的支援に対する権利」）が宣言されている．

　残りの 3 つの原則は，「意識のない患者への対応」，「法的無能力の患者（法的に同意能力がないとされる患者）への対応」，「例外的に認められる患者の意思に反する処置に関するもの」である．

2）歯科の患者の基本的な権利と責務（付2 p.80 参照）

　世界歯科連盟（FDI）は2007年，『歯科医師の基本的な責務と権利』と同時に『歯科の患者の基本的な権利と責務』を採択した．患者の権利として「健康で安全な環境において，かつ患者の権利と尊厳に対する共感と尊敬をもって，口腔ケアを受ける権利」のほか4つの権利を掲げ，患者の責務として「他者の福利とニーズを尊重する義務」のほか4つの責務をあげている．

3．人を対象とする医学研究の倫理

1）ニュルンベルク綱領（付2 p.82 参照）

　人を対象とする医学研究の倫理は，第二次世界大戦中，ナチス政権下のドイツで行われた非人道的人体実験に対する反省から生まれた『ニュルンベルク綱領』に始まる．ドイツにはすでに，人を対象とする医学研究に関するガイドラインが制定されていた（1931年）．そこでは，「医師に認められた自由は，医師による革新的治療や実験の対象となる個人の生命および健康に対する責任を常に自覚する特別の義務と比較検討されなければならない」と謳われ，また人を対象とする研究は「被験者またはその法定代理人が適切な情報を与えられたうえで研究手順に対して明確に同意している場合に限られる」とされていた．ところが，そうした通達を無視するかのような非人道的人体実験が実施された．『ニュルンベルク綱領』とは，その裁判の判決文に示された人を対象とする医学研究の倫理原則である．研究によって得られる医学的・社会的利益のために，被験者を犠牲にしてはならないという基本精神で貫かれ，被験者の「自発的同意」を不可欠とし，自発的同意の前提として，実験の性格，期間と目的，行われる実験の方法，手段，予期しうるすべての不利と危険，実験に関与することから生じる健康や人体への影響などを被験者に知らせるべきことなどを規定している．

2）ヘルシンキ宣言

　『ニュルンベルク綱領』の基本精神を受け継いで，1964年，ヘルシンキで開催された第18回世界医師会総会において採択された，人を対象とする医学研究の倫理原則である．1975年の東京大会において大幅に修正され，「**インフォームド・コンセント**」という言葉が用いられるとともに，研究計画が「特別に設けられた独立の委員会」で審議されるべきこととされた．

　2000年にも修正が加えられ，ヒトを対象とする医学研究には，個人を特定できるヒト由来の材料および個人を特定できるデータの研究を含むことが明記された．2008年，2013年にも改定された．2013年版では，2008年版が「前文」，「一般原則」，「リスク，負担および利益」，「脆弱な集団および個人」，「科学的要件と研究計画書」，「研究倫理委員会」，「プライバシーと守秘義務」，「インフォームド・コンセント」，「プラセボ*の使用」，「臨床試験終了後の対応」，「研究登録ならびに結果の公

プラセボ
本物のようにみえますが，薬効成分は入っていない偽薬のことです．

表2-1　医の倫理に関する宣言等のまとめ

医師の倫理	人を被験者とする医学研究の倫理	患者の権利
ヒポクラテスの誓い（古代ギリシャ） ①患者への献身 ②人命の尊重（妊娠中絶と安楽死の禁止） ③守秘義務		
ジュネーブ宣言（WMA（世界医師会），1948年〜） ヒポクラテスの誓いの現代版 ほかに， ①人類への奉仕 ②差別のない医療 ③医学的知識の乱用の禁止 ＊2017年に大幅に修正された	**ニュルンベルク綱領**（1947年） ①第二次世界大戦後の人を被験者とする医学研究の倫理の出発点 ②被験者の自発的同意が必須など	
医の倫理の国際綱領（WMA，1949年〜）：ジュネーブ宣言をおし広げたもの ①医師の一般的な義務 ②患者への義務 ③同僚医師に対する義務	**ヘルシンキ宣言**（WMA，1964年〜） ①医学的・社会的利益よりも被験者の福利と権利を優先 ②被験者からのインフォームド・コンセント ③被験者のプライバシーへの配慮 ④倫理委員会による審査	**リスボン宣言**（WMA，1981年〜） ①良質の医療を受ける権利 ②選択の自由の権利：セカンドオピニオンの根拠 ③自己決定の権利：インフォームド・コンセントの根拠（意識のない患者および法的無能力の患者への対応→代諾と患者の理解，患者の意思に反する処置→法律による定めがあるなど例外的な場合のみ） ④情報に対する権利 ⑤守秘義務に対する権利 ⑥健康教育を受ける権利 ⑦尊厳に対する権利 ⑧宗教的支援に対する権利 補足：患者の義務 ・法的義務 ・診療費支払義務 ・診療に協力する義務（主訴等の情報の提供，歯科医師等の指示・処方の遵守，受診する診療機関の内部規則の尊重——ただし，これらは法的義務ではない）

　刊および普及」，「臨床における証明されていない治療行為」という項目のもとに整理され，さらに「有害事象が生じた場合の補償」と，「臨床試験の事前登録」および「否定的な結果の積極的公表」が義務づけられた．

4. わが国における人を対象とする研究への法規等

1) 治験

治験
企業が，医薬品または医療機器の製造販売について国の承認を得るために病院に依頼して行われる臨床試験のことです.

わが国では，**治験***は『医薬品，医療機器等の品質，有効性及び安全性の確保等に関する法律』(医薬品医療機器等法) と厚生労働省令 (医薬品の場合は「医薬品の臨床試験の実施の基準に関する省令」) で法制化されている．企業は治験の内容を国に届け出ること，企業から治験を依頼された病院は院内に設けられた治験審査委員会で治験の内容をあらかじめ審査すること，治験参加について患者から文書によるインフォームド・コンセントを得ること，重大な健康被害が発生したときには国に報告すること，企業は治験が適正に行われていることを確認することなどが，これらの法令によって定められている．

2) 他の研究規制

再生医療については，医療行為と研究の両方を規制するものとして『再生医療等の安全性の確保等に関する法律』(再生医療等安全性確保法) がある．また，未承認・適応外の医薬品等の臨床研究および製薬企業等から資金提供を受けた当該企業の医薬品等の臨床研究については『臨床研究法』が定められている．

これら以外の臨床研究については『人を対象とする生命科学・医学系研究に関する倫理指針』によって規制されている．また，遺伝子治療については『遺伝子治療等臨床研究に関する指針』が定められている．

❷ ─ バイオエシックス (生命倫理学)

1. バイオエシックスとは何か

バイオエシックス (bioethics) は，1970年代にアメリカで生まれて育った新しい学問分野である．また，バイオエシックスという言葉自体も，1970年ごろのアメリカで，ギリシャ語に語源をもつバイオ (bio：生命，生活，生存) とエシックス (ethics：倫理) とを組み合わせてつくられたものである．わが国では**生命倫理学**または**生命倫理**と訳されている．

バイオエシックスに対する理解と評価は，必ずしも一定しているわけではない．しかし，一般には「医療や生命科学によって生じた倫理的，哲学的，法的，社会的問題やそれに関連する問題をさまざまな学問的立場や観点から研究する学問」と定義され，医療倫理よりも研究対象が広いものと考えられている．

2. バイオエシックス誕生の背景

1970年代にバイオエシックスがアメリカで誕生した背景には，新しい医の倫理

が必要とされるに至ったさまざまな社会的契機により，その必要性を自覚的にとらえたことにある．さらに，人を被験者とする医学研究に関する問題，また生物学をはじめとする生命科学や，その技術的応用であるバイオテクノロジー（生物技術，生命工学と訳されることが多い）によってもたらされたさまざまな問題を含め，バイオエシックスという名のもとに広く多様な視点から研究する新しい学問分野が積極的に切り開かれ，構築されていった．

3. バイオエシックスに関する国際規範

　2005 年にパリで開催された国際連合教育科学文化機関（ユネスコ）総会で，『生命倫理と人権に関する世界宣言』が採択された．宣言は前文と 28 条で構成され，15 の原則（①人間の尊厳および人権，②利益および害悪，③自律および個人の責任，④同意，⑤同意能力をもたない個人，⑥人間の脆弱性および個人のインテグリティの尊重，⑦プライバシーおよび秘密，⑧平等，正義および衡平，⑨差別の禁止および偏見の禁止，⑩文化多様性および多元主義の尊重，⑪連帯および協力，⑫社会的責任および健康，⑬利益の共有，⑭未来世代の保護，⑮環境，生物圏および生物多様性の保護）からなる．「人間の尊厳と人権の尊重」を守るべき基本原則として掲げたうえで，「個人の利益と福祉を科学や社会の利益に優先させる」，「治療や医学研究では十分な情報開示と患者の事前同意を得る，プライバシーの尊重，差別の禁止」，「研究の利益が開発途上国にも分配されるべき」，「倫理や法律，科学，社会上の問題を審査し，助言にあたる独立の倫理委員会を設置すること」，「市民の健康を守り，権利と自由を保護するために各国の法律により生命倫理に関する犯罪を捜査し告発すること」，「バイオテロ防止や臓器，遺伝資源の違法売買の撲滅」などを定め，また，生命倫理に関する教育を促進するよう各国政府や科学医療機関，地方自治体に提言している．宣言は条約ではないので法的拘束力はもたないが，加盟国に対して宣言の原則を実施すべく適切な措置をとることを求めている．

　なお，ユネスコ総会ではこれまでにも，『ヒトゲノムと人権に関する世界宣言』（1997 年）と『ヒト遺伝情報に関する国際宣言』（2003 年）が採択されている．

❸ーバイオエシックスに関わる問題

1. 生命の始まりに関わる倫理的問題

1）人工妊娠中絶

（1）歴史と現状

　西洋では人工妊娠中絶（以下，中絶という）はキリスト教によって常に宗教的な罪とされてきたが，中絶は洋の東西を問わず古くから行われてきた．法律によって禁止されるようになった（すなわち，法的処罰の対象となった）のは，近代以降の

ことである.

　わが国では 1880 年に『旧刑法』によって堕胎罪が定められて以来,中絶は刑法上,現在もなお非合法である.しかし,戦後の食糧難などを背景に,1948 年,『優生保護法』によって,一定の条件を満たしたうえで中絶が認められるようになった(刑法上の罪が問われなくなった).『優生保護法』は,1941 年に制定された『国民優生法』に,人工妊娠中絶を認めた条文を追加した法律であり,経済的条件によっても中絶が容認された初めての法律でもある.その後,『優生保護法』は,国際社会から批判を受けて「悪い遺伝子を子孫に伝えない」という「優生」に関わる条文が削除され,1996 年に『母体保護法』となった.

　『母体保護法』では,妊娠の継続または分娩が身体的または経済的理由により母体の健康を著しく害するおそれのある場合,暴行や脅迫などによって,妊娠した場合に中絶が認められる.

(2) 中絶をめぐる倫理的議論

　受精の瞬間から中絶は殺人であり,いかなる時期の中絶も決して正当化されないと主張する中絶反対論がある一方で,妊娠は女性の身体に生じる事柄で,たとえ胎児に生命権(＝殺されない権利)があるとしても,女性には自分の身体を使って胎児の生命を維持し続けなければならない義務はなく,また女性に自己決定権がある以上,妊娠のいかなる時期の中絶も認められると主張する中絶容認論がある.

　他方で,ある時期までの胎児は未だ一人前の人間ではないので(一人前の人間がもつ生命権をもたないので),その時期までの中絶は殺人にあたらず,妊娠の継続に関する女性の自己決定権が優先するという中絶容認論もある.

2) 生命の選別

(1) 重度障害新生児に対する選択的治療停止

　新生児に重度の障害がある場合の対応についてわが国には統一的な見解がない.しかし,いくつかの病院で疾患別の対応を定めたガイドラインが作成されてきた.あるガイドラインでは「あらゆる治療を行う」,「一定限度以上の治療は行わない」,「現在行っている以上の治療は行わず(したがって,心停止時の蘇生はしない),保温,栄養,清拭および愛情の一般的養護に徹する」の 3 段階に分けられている.いずれにしても障害が重度の場合,積極的な延命治療が行われないことがある.

　しかし,ガイドラインは疾患別の対応分類であるとの医療従事者の思い込みが思考停止を招くという批判や,個々の患児にどう対応するかが重要だという批判もあり,「重篤な疾患をもつ新生児の家族と医療スタッフの話し合いのガイドライン」(成育医療研究委託事業研究「重症障害新生児医療のガイドライン及びハイリスク新生児の診断システムに関する総合的研究」分担研究班,2002 年)が出された.これは家族と医療従事者が十分に話し合って,どうするのが患児の最善の利益になるかという観点から対応方針を決定するべきだとするガイドラインである.

　重要なのは,個々の患児にどのように対応するかということであり,担当医だけ

羊水検査
この方法によって，わずかに流産の可能性が高まります.

遺伝カウンセリング
遺伝性疾患の患者，その可能性をもつ人および家族に対して，その後の選択を自らの意思で決定し行動できるように臨床遺伝学的診断，医学的判断に基づき適切な情報を提供し，支援する診療行為のことです.

体外受精技術
卵子と精子を母体外で受精させる技術です.妊娠・出産に至る確率はさほど高くなく(20%くらいといわれています)，また女性には採卵時に使う排卵誘発剤で卵巣が腫れたり，血栓が起きたりする危険性があります.

でなくその他医療従事者と両親が患児の最善の利益という観点から話し合って決めることである．そのうえで，積極的な延命を行わず，自然の経過に委ねるのが患児の最善の利益になるという場合もあるだろう．障害新生児に対する対応で特に問題になるのは，重度とはいえない障害を理由として積極的延命を行わない場合である．

(2) 出生前検査と選択的中絶

出生前検査（胎児の段階での検査）によって障害があると診断された場合に中絶すること（選択的中絶）は，先進国では以前から実施されている．かつては羊水に浮かぶ胎児由来の細胞を羊水とともに注射器のような器具で取り出して，染色体を検査する方法（羊水検査*）がとられていたが，1990年代に入って，母体から採血し，血中の化学成分を検査することによって胎児の障害を確率的に診断すること（母体血清マーカー検査）が行われるようになった．また最近では，母体血中に含まれる胎児由来のDNA断片から，胎児の染色体異常を高い精度で診断すること（無侵襲的出生前遺伝学的検査〈NIPT〉．新型出生前検査と呼ばれることもある）が可能になっている．これらはいずれも確定診断ではないため，確定診断のためには羊水穿刺を実施する．

新生児に許されないことが，どうして胎児になら許されるのかという問題は，中絶問題と関連して議論されなければならないが，そもそも障害を理由とした中絶が認められるかという問題がある．わが国では，現行の『母体保護法』を拡大解釈して中絶が実施されているのが現状である．

現在，日本医学会は，厚生労働省の「NIPT等出生前検査に関する報告書」に基づいて日本医学会内に設置された「出生前検査認証制度等運営委員会」の定めた指針に従ってこの検査が実施されることを求めている．この指針では，検査及び検査の対象となる疾患に関する十分な情報提供，遺伝カウンセリング*の実施，認証を受けた施設での検査の実施等が定められている．

(3) 着床前検査

着床前検査とは，体外受精技術*によってつくり出された胚（一般に受精後8週までを胚とよび，それ以降を胎児という）が8細胞かそれ以上に分裂した時点で細胞を1ないしは2つ取り出して染色体や遺伝子を検査し，特定の遺伝子疾患について検査する方法である．そして，この方法を用いて，特定の遺伝子疾患を発症する可能性の低い胚を選別し，そうした胚だけを女性の子宮内に移植することも行われている．当初，この技術は伴性遺伝疾患について，性別を調べることによって遺伝病の発症を回避する目的で実施されたが，現在では，染色体異常による流産の回避や男女産み分けなど，多様な目的で実施されている．

日本産科婦人科学会は，着床前検査を染色体の数的異常に関する検査〈PGT-A〉，構造異常に関する検査〈PGT-SR〉，単一遺伝子疾患に関する検査〈PGT-M〉に分けたうえで，PGT-AとPGT-SRを実施する着床前検査について「不妊症および不育症を対象とした着床前遺伝学的検査に関する見解」，PGT-Mを実施する着床前検査について「重篤な遺伝性疾患を対象とした着床前遺伝学的検査に関する見解」

をそれぞれ公表し，実施施設の認定，検査希望者への情報提供，検査の実施の可否等について定めて，これらの検査の適正な実施のあり方を具体的に規定している．

（4）生命の選別をめぐる倫理的議論

20世紀前半，多くの国々で優生政策を進めるための法律がつくられ，施行された．優生政策とは優生思想に基づく社会政策である．優生思想とは，1883年，フランシス・ゴルトン（英国）が提唱した**優生学**に基づいた，人類の遺伝的素質を向上させ，劣悪な遺伝的素質を排除することを目的とした，身体的・精神的に優れた能力を有する者の遺伝子を保護し，逆にこれらの能力に劣っている者の遺伝子を排除して，優秀な人類を後世に遺そうという思想である．障害新生児に対する選択的治療停止，出生前診断による選択的中絶，着床前診断による「選択的妊娠」に対しては，「障害のある人は生まれないほうがよい」，「障害があるなら殺されてもかまわない」という考えを前提とした優生思想に基づくものであり，障害者差別を助長する，あるいは障害者差別そのものだ，あるいは障害者の生命権を否定するものだという厳しい批判もある．

他方でどのような子どもをもつか，どのような子どもを家族の一員として受け入れるかは，親の自己決定権や幸福追求権の問題であるという人もいる．これに対しては，人が子どもをもつかもたないかは，まさに個人の自己決定権や幸福追求権の問題だとしても，子どもの資質や能力まで選択する権利などないという反論もある．

また，子どもの最善の利益という観点から，選択的中絶や着床前診断による「選択的妊娠」は認められるという考えもある．この考えの前提となっているのは，障害をもって生きることは不幸だということである．しかしこれに対しては，障害をもって生きることそれ自体が不幸なのではなく，障害をもって生きることを困難なものとしている社会の側にこそ問題があるのだという反論がある．また，子どもの最善の利益という観点は，生きることそれ自体が子どもの利益にならない状況について考えるための観点であるのだから，そのような考えから選択的中絶や着床前診断による「選択的妊娠」が正当化されるわけではないという反論もある．

いずれにしても，私たちが選択的治療停止や選択的中絶，着床前診断による「選択的妊娠」のすべてに反対する立場でない限り，これらが社会的に容認され受け入れられるための条件について，しっかりと議論することが求められている．

3）生命の始まりに関わるその他の倫理的問題

（1）受精卵や胚，胎児を使った研究

研究目的で受精卵をつくることは許されるか，どの時期までの胚を研究で用いてよいか（これまでのところ，受精から14日目までが研究に用いられている），中絶胎児を研究に使うことは，どのような条件下でなら許されるかといった問題がある．また，中絶胎児を組織移植や再生医療のための幹細胞の供給源とすることが許されるかという倫理的な問題もある．

人工受精
男性の精子を女性の子
宮内に直接送り込む方
法です.

(2) 人工受精や体外受精などの生殖補助医療

人工受精*や体外受精には，当初，「不自然」という批判もあったが，今日ではそのような批判はあまりみられない．しかし，体外受精の場合，女性への身体的・心理的負担が看過されがちだという批判は今も多い．

ほかにも生殖補助医療には，精子や卵子の売買は認められるか，カップルが卵子や精子や胚を無償または有償で提供を受けて子どもをもつことは許されるか，ほかの女性の子宮を借りて子どもをもつことは認められるか，誰がその技術を使って子どもをもつことが認められるべきか，カップルの男性あるいは女性の死後，凍結保存されている精子や卵子を使って子どもをもつことは許されるかなど，多くの問題がある．そのため，生殖補助医療の倫理的問題に対応するために法律を定めている国も少なくない．わが国では『生殖補助医療の提供等及びこれにより出生した子の親子関係に関する民法の特例に関する法律』が定められた．

(3) 生殖的クローニング（クローン人間の作製）

ヒトAの未受精卵から核を取り出し，そこに，ヒトBの体細胞の核を移植して一定の処理をすると，ヒトBと同一の核遺伝子をもった受精卵（クローン胚）ができる．それを培養して，女性の子宮内に移植すれば，ヒトBのコピー人間，あるいは歳の離れた双子の妹や弟が生まれるかもしれない．この問題はかつて世界中で大問題になったが，多くの国でこのようなクローン人間をつくることが法律によって禁止され，わが国でも『ヒトに関するクローン技術等の規制に関する法律』で禁止されている．

(4) 遺伝子改造

体外受精でつくり出した受精卵の遺伝子を操作して，病気の発症を防ぐことや特定の能力や資質を強化することは許されるだろうか．こうした技術は現在のところ可能ではないが，盛んに議論されている．後者が可能になれば，「悪い遺伝子」をもった人々を排除する消極的優生政策ではなく，「良い遺伝子」をもった人々を多くつくり出す積極的優生政策が進められたり，富裕層が代々この技術を用いて自分たちの子孫を改良する人々と，お金がないためにそれができない人々とに人類が二分されることなども考えられる．

2. 生命の終わりに関わる問題

1）患者本人による生命維持治療の拒否

(1) 基本的な考え方

成人で判断能力を有する患者にインフォームド・コンセントの権利があるなら，**インフォームド・リフューザル**（informed refusal）の権利，すなわち，医師から説明を与えられ，それを理解・納得したうえで医師の勧める診療を拒否する権利もあるということになる．

ところが問題となるのは，そのような患者が診療を拒否すれば死が避けられなく

なるという場合である．患者には自分の生命を維持するために必要な治療（生命維持治療）を拒否する権利はあるだろうか．

　この問題に対する世界医師会の態度は極めて明確である．リスボン宣言では「自己決定の権利」として「判断能力のある成人患者は，いかなる診断上の手続きないしは治療に対しても，同意を与えるかまたは差し控える権利を有する」と謳われている．また，『医の倫理マニュアル』（*Medical Ethics Manual*, 2005）には「判断能力のある患者には，治療を拒否することが死につながる場合でさえ，どのような治療も拒否する権利がある．（中略）医師は（中略）いかなる治療の開始もしくは継続についても患者の意思を尊重しなければならない」と述べられている．

　もちろん患者が生命維持治療を拒否したからといって，医師が直ちにそれを受け入れてよいわけではない．患者に十分な判断能力のあることが大前提になるが，それと同時に，患者と十分に話し合い，時間をおいて繰り返し患者の意思を確認すること，また担当医だけでなく医療チームとして対応すること（1度で決めない，1人で決めない）が求められていることはいうまでもない．しかし，そうした手順を踏んで，それでも患者が最終的に生命維持治療を拒否するなら，それは受け入れられなければならないというのが世界医師会の考えだといってよい．

（2）患者本人による生命維持治療の拒否が問題になる状況

A．患者が治療によって比較的健康な状態に回復できる場合

　この場合で問題になるのは，自殺未遂患者が生命維持を拒否する場合と，宗教的信念による生命維持治療の拒否の場合である．

　自殺未遂患者が生命維持治療を拒否したとしても，それがうつ状態などによるものであるなら尊重されるべき意思決定とはみなされない．また，「ためらえば危険」という場合なら，患者に正常な判断能力があるか否か（**事前指示書***がある場合，それが十分な判断能力のもとで患者自身によって自発的に作成されたか否か）について決定する前に，生命維持治療が開始されるべきだと一般に考えられている．

　また，宗教的信念による生命維持治療の拒否（輸血の拒否など）は認められる方向にある．

B．患者が終末期*にある場合

　昔ならとうに死亡していた患者も，今では医療技術の発達によって延命が可能になった．ところが，延命が場合によっては患者に負担を強いたり，延命のための延命，強引で過剰なもの，死苦を長引かせるもの，安らかで自然な死を迎える妨げ，患者の尊厳に反するもの，などとみなされたりするようになって，終末期における生命維持治療の拒否という問題が生じるようになった．

　死が比較的近い終末期の場合，患者本人の決定は死の選択であるというよりも，死が避けられない状況の中での死に方の選択であると理解されることが多いためか，比較的よく受け入れられているようである．

C．治療後の，または治療によって維持されるQOL*が低い場合

　事故により全身に大やけどを負い，治療して生き残ったとしても目も見えず，耳

事前指示書
事故や病気のために，診療行為がなされる時点で患者は判断能力や意識を失っているような場合に備えて，自分が望む診療方針をあらかじめ指示しておきたいという人もいます．そのような指示は一般に「事前指示」（advance directive）とよばれます．事前指示は口頭の場合もあれば，文書の場合もあり，後者を事前指示書といいます．事前指示書には2つあり，1つは，具体的な診療方針を明示した「診療方針指示書」で，死が不可避となった場合と遷延性意識障害，いわゆる植物状態になった場合の生命維持治療の拒否を示したものは，「リビング・ウィル」（living will）とよばれます．もう1つの文書は，必要な場合に，患者に代わって治療に関する意思決定をしてくれる人を指名する「代理人指示書」です．なお近年，患者本人・家族が医療・ケア提供者と話し合いながら診療方針をあらかじめ決定するプロセスとしての「アドバンス・ケア・プランニング（ACP）」に対する関心も高まっています．

最近では「終末期」に代わって「人生の最終段階」ともいわれます．

QOL
quality of life. 生活の質，生命の質と訳されます．

も聞こえず，手足も不自由であり，しかも治療そのものが過酷であるといった場合，あるいは懸命の治療により助かったが，遷延性意識障害になり回復の見込みもない場合などがここでの問題である．

2）患者以外の者による患者に対する生命維持治療の差し控えの決定

かつて判断能力をもっていた患者が，病気のためにその能力を失っていたり意識をなくしていたりして，しかも生命維持治療に対する患者の明確な意思（事前指示）が示されていない場合について述べる．なお，「差し控え」という言葉で不開始と中止の両方を意味するが，医療の現場では不開始が差し控え，中止は終了とよばれることが多い．

（1）他者のための意思決定の基準

医師が診療行為を行う時点で，患者に判断能力がない場合，患者本人に代わって誰かが診療方針に関する最終的な意思決定をしなければならない．一般に，誰かが患者本人に代わって診療上の意思決定を行うことを「代理決定」，代理決定する人を「代理決定者」とよぶ．なお，代理決定は，患者の生死を分けるような場合だけに行われるわけではないことはいうまでもない．

A．代理判断の基準

すべての患者が事前指示書を残しているわけではない．けれども，その場合でも可能な限り患者の基本的価値観に基づいたうえで，患者が直面した状況に対応する意思決定がなされなければならない．また，「代理人指示書」によって指定された代理人でさえ，多くの場合そのような仕方で患者に代わって意思決定せざるをえないのであって，それは，患者の自己決定に対する尊重という点で当然のことである．なお，代理決定者が行う診療上の判断は，患者本人ならこのように決定するだろうという推定でしかない．患者本人の意思を確実に伝えるのは事前指示（書）である．

B．患者の最善の利益の基準

患者の基本的価値観がまったく不明の場合や，患者が矛盾したことを述べていた場合，そして患者がこれまで一度も判断能力を有したことがない場合がある．そのような場合，代理決定者は「患者の最善の利益の基準」とよばれる基準に基づいて診療上の意思決定をしなければならない．選択可能な診療行為のそれぞれについて利益と不利益を比較したうえで，全体として患者の利益を最もよく促進すると考えられる治療が患者の最善の利益になる治療である．

なお，誰が代理決定者になるかについては，代理判断の基準の場合も，患者の最善の利益の基準の場合も，一般に家族が代理決定者になり，その優先順位は配偶者，成年に達した子，親，患者の兄弟姉妹である．

（2）患者以外の者による患者に対する生命維持治療の差し控えの決定が問題になる状況

A．患者が治療によって健康な状態に回復できる場合

このような場合で，患者の最善の利益の基準に立って代理決定を下さなければな

らないとき，代理決定者は，患者に対する生命維持治療を拒否することはできない．また，代理決定者が代理判断の基準に立って代理決定を下さなければならない場合でも同様である．患者が常々死にたいと言っていたからといって，代理決定者が生命維持治療を拒否することはできない．問題になるのは，患者が特定の生命維持治療を拒否するような宗教を信仰している場合である．患者本人が輸血を拒否するだろうという明白かつ信用のできる証拠でもないかぎり，医師は代理決定者の決定を受け入れるべきではないと考えられている．親が未成年の子どもに対する治療を拒否できるのは，子どもの生命が失われたり，健康が著しく害されたりしない場合だけである．したがって，親は自分の宗教的信念から未成年の子どもに対する治療を拒否することはできないと一般に考えられている．

　B．患者が終末期にある場合

　患者が終末期にある場合は，患者の代理決定者と医療従事者が代理判断の基準ないしは患者の最善の利益の基準に基づいて，延命治療を中止することがたいていの国で行われている．

　C．治療後の，または治療によって維持される QOL が低い場合

　この場合のわが国の現状は不明であるが，国によっては，代理決定者と医療従事者が代理判断の基準や患者の最善の利益の基準に基づいて話し合ったうえで，生命維持治療の差し控えの決定を下すことが法的に容認されることがある．

3）生命維持治療の拒否と差し控えに関するわが国の現状

　わが国には，患者本人による生命維持治療の拒否について定めた法律はない．しかし，終末期の場合に限定されるが，厚生労働省や多くの関連学会などから指針（ガイドライン）が出されている．また，それらの指針では患者本人による生命維持治療の拒否だけでなく，患者の意思が不明の場合について，患者の家族と医療従事者が話し合って延命治療の差し控えについて決定することも認められている（図2-1）．

4）安楽死

　わが国で**安楽死**と訳されている英語の euthanasia は，もとは文字通り苦痛のない安らかな死を意味するにすぎなかったが，やがてその意味の一部に「患者の生命を短縮すること」が含まれるようになり，そのために倫理的な議論の的となってきた．

　(1) 広義の安楽死

　安楽死は，広義の安楽死と狭義の安楽死の2つに分けることができる．広義の安楽死の基本的な意味は「回復不可能な患者の生命を短縮すること」である．この場合，安楽死は次のように分類されることがある．

　A．安楽死に対する患者の要請の有無による安楽死

・自発的安楽死：事前指示書を含めて，患者本人の要請に基づく安楽死

・非自発的安楽死：患者が判断能力や意識を失っていて，しかも安楽死に関する患

人生の最終段階における医療・ケアの決定プロセスに関するガイドライン（厚生労働省, 2018）

2007年の「終末期医療の決定プロセスに関するガイドライン」がその後「人生の最終段階における医療の決定プロセスに関するガイドライン」と改題され、2018年に現行のガイドラインになりました．主な改正点は以下のとおり．
・病院だけでなく，在宅医療・介護の現場においても活用できるように医療・ケアチームの対象に介護従事者が含まれることを明確化
・ACPの取り組みの重要性を強調
・本人が自らの意思を伝えられない状態になる前に，本人の意思を推定する者について，家族や友人等の信頼できる者を前もって定めておくことの重要性を記載

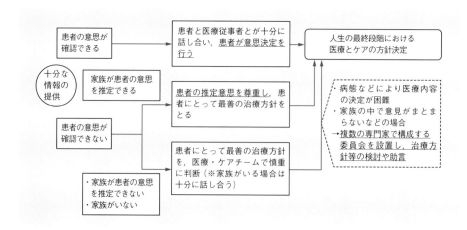

図2-1　人生の最終段階における医療・ケアの決定プロセスに関するガイドライン

（厚生労働省より）

者の意思が不明の場合に行われる安楽死

・反自発的安楽死：患者に判断能力があるのに患者にその意思を問うことなく，または患者の意思に反して行われる安楽死．これは，通常の場合，殺人であり，ここでは問題にしない．

B. 患者の生命を短縮する方法による安楽死

・積極的安楽死：致死薬を投与するなどして患者の生命を積極的に短縮する安楽死
・消極的安楽死：生命を維持するための治療を開始しなかったり中止したりすることによって患者の生命を短縮する安楽死

このほか，患者の生命が短縮されることを承知のうえで，耐えがたい苦痛を緩和するために鎮痛剤を患者に投与し，実際に患者の生命を短縮することは間接的安楽死とよばれることがある．

(2) 狭義の安楽死

狭義の安楽死とは積極的安楽死を意味し，さらには自発的積極的安楽死のみを意味することが多い．一般的にはこの狭義の意味で使われることが多い．オランダをはじめとしていくつかの国で法律のもとに実施されている．

(3) 安楽死と尊厳死

安楽死には広義の意味と狭義の意味があるので，どのような意味で使われているのかに注意しなければならない．

尊厳死という言葉も多義的である．通常は，消極的安楽死，すなわち生命維持治療の不開始や中止を意味することが多い．

(4) 自発的積極的安楽死の是非

さまざまな条件がつくものの消極的安楽死は今日多くの国で実施され，またそれを容認する法律が制定されている国も少なくない．しかし，たとえ自発的なものであっても積極的安楽死に対しては批判が多い．世界医師会は明確に反対し，積極的安楽死に手をかさないよう繰り返し求めている．

自発的なものであっても積極的安楽死に反対する根拠としてしばしば示されるのは，「積極的安楽死では，患者の死を意図して，患者の生命を短縮する積極的な行為が行われているのであり，それはまさに殺人にほかならない」ということである．

このような議論によれば，間接的安楽死が伝統的に容認されてきたのは，間接的安楽死では，鎮痛剤が投与されるときに意図されているのは患者の苦痛の緩和であり，患者の生命の短縮すなわち，患者の死は予見されてはいても意図されていないからである．また，緩和ケアにおいて，患者に負担になるからという理由で延命治療をせず，そのために結果として患者の生命が短縮されることになるとしても，そうすることが許されると通常考えられているのも同様の理由からである．

なお，生き続けることが可能な患者が生命維持治療の中止を望んだり，積極的安楽死を望んだりするのは，そのような患者に対するケアが十分ではないからだという指摘も多い．終末期における延命治療の差し控えの問題も含めて，誰もがその人らしく人生をまっとうできるようにするにはどうすればよいか，そのためにどのような医療のあり方や社会のあり方がよいかについて考えることも重要であることはいうまでもない．

5）生命の終わりに関わるその他の倫理的問題―脳死―

事故や病気のために脳内で出血したり脳に酸素が運ばれなくなったりすると，脳が腫れ，脳内の血管が圧迫されて，さらに脳に酸素が運ばれなくなり，やがて脳内の血流が停止してしまう．これが**脳死**に至る過程である．

脳死に至る過程で自発呼吸を司る脳幹がその機能を停止してしまうので，患者には人工呼吸が装着されるが，心臓は脳のコントロールを受けつつも自発的に拍動することができるため，脳死患者の心臓は動き，血液が体内に運ばれ，体は温かい．

このように脳が死んでしまった人は，はたして生きているのだろうか，死んでいるのだろうか．

脳が死んでいるというとき，脳のどこが死んでいるかについて，わが国をはじめ多くの国で全脳説が採用されている．また，脳が死んでいるというときの「死んでいる」とは，脳がその機能を不可逆的に停止している状態であるとされる．したがって，脳死とは，脳幹を含む全脳の機能が不可逆的に停止している状態である．このような意味で脳が死んでいるか否かは脳死判定基準*に従って判定される．

脳死問題とは，実際のところ脳死判定基準に従って，脳死と判定された人が，はたして生きているのか死んでいるのかという問題である．これについては基本的に以下の4つの考えがある．

（1）死の生物学的定義と脳死

脳死判定基準に従って脳死と判定された人の脳の一部がまだ「生きていて」，ホルモンを分泌している場合がある．

けれども，人間を含めて生物が生きているということは，さまざまな臓器が個々に生きている状態ではなく，それらが統合され，体内環境の恒常性が保たれている

脳死判定基準
わが国では，臓器提供を前提とした脳死判定の場合，①深昏睡，②瞳孔固定，③7つの脳幹反射の消失，④平坦脳波，⑤自発呼吸の消失のすべてを満たし，6時間（生後12週〜6歳未満の場合は24時間以上）おいてこれらのテストを再度行い，2回目の検査終了時が死亡時刻とされます．

世界医師会「死の判定及び臓器の摘出に関するシドニー宣言」（1968, 1983, 2006, 2016）

もとは「死に関する宣言」でしたが，数次の修正を経て現行のものとなりました．全脳死をもって人の死とし，一定の条件下で移植のために脳死者からの臓器摘出を認めたものです．

状態である．人間の場合，臓器を統合しているのは脳である．脳死判定基準に従って脳死と判定された人は，たとえ脳の一部の機能が残っているとしても，脳がもっているほかの臓器を統合する機能は不可逆的に停止している．それゆえ，脳死判定基準に従って脳死と判定された人は死んでいることになる．

（2）死の存在論的定義と脳死

人の死について重要なのは生体の死ではなく，人としての死である．私たちは人が死ねば，目の前にその人の身体があっても，その人は（この世から）いなくなったという．では，何がいなくなったのか．それはその人らしさ，すなわちその人の一連の心理的特徴である．かつてなら，それを担っているのは，その人の霊魂と信じられていたかもしれないが，今では脳，しかも大脳あるいは皮質であると考えられるようになっている．大脳あるいは皮質が不可逆的に機能を停止すれば，永久にその人らしさが失われてしまうのだから，人の死とは大脳あるいは皮質が不可逆的に機能を停止したときである．

（3）死の倫理学的定義と脳死

人の死について決定するとき，身体に生じる生物学的変化は重要ではあるが，決定的というわけではない．脳死問題について考えるときに重要なことは「人はどのような状態になれば死ぬか」ということではなく，「どのような状態になれば人を死んだものとみなすことが倫理的に正当化されるか」ということである．脳死判定基準で脳死と判定された人の脳の一部がまだその機能を停止していないとして，脳の機能の大部分は不可逆的に機能を停止しているのだから，脳死と判定されれば死者とみなしてよい．

（4）脳死は人の死ではない

脳は神経だけでなくホルモンの分泌を介しても体内環境の恒常性を保っているが，脳死判定基準で脳死とされた人の脳がそのようなホルモンを分泌している場合がある．脳死状態の妊婦にホルモンを投与しながら，帝王切開で子どもを産ませることに成功した例や，脳死と判定された人が何年にも渡って経鼻チューブで栄養補給して生きている例があり，脳死判定基準で脳死と判定されたからといって必ずしも生物学的に死んでいるとはいえない．

いずれにしても，多くの国で脳死判定基準に従って脳死と判定された人から臓器移植のために臓器が摘出されているが，どのような根拠でそれが許されるのかについて各自でそれぞれ考え直してみることが大切である．

3. その他の問題

1）臓器移植

（1）脳死後および心停止後の臓器提供

わが国は，『臓器の移植に関する法律』により臓器の売買などが禁止されるとと

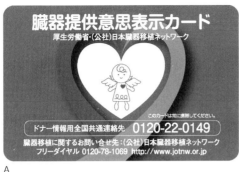

図2-2　臓器提供に関する意思表示の一例
A：臓器提供意思表示カード（表面），B：臓器提供意思表示カード（裏面）

臓器移植に関する国際規範
世界保健機関(WHO)は1991年に臓器移植のガイドラインを制定後，2010年に「ヒトの細胞，組織及び臓器の移植に関するWHO指導原則」として改訂版を制定しました．同意等の必要性，医師による死亡の判定，存命中の成人による臓器提供，未成年者からの細胞等の摘出，売買の禁止，広告の制限等，強制等による移植への関わりの禁止，正当化されうる以上の費用の受取の禁止，臓器等の適正な分配，質の管理，ドナーとレシピエントの個人情報とプライバシーの保護を11の原則としてまとめています．
また，国際移植学会が中心となって2008年に国際会議が開催され「臓器取引と移植ツーリズムに関するイスタンブール宣言」が採択されました．臓器売買，移植ツーリズム(不正な臓器移植のための海外渡航)の禁止，自国での臓器移植の推進，生体ドナーの保護が提言され，2018年には改訂版が採択されています．

もに，脳死後および心停止後の臓器提供による臓器移植が実施されている．移植可能な臓器として，腎臓および眼球（角膜）に加え，心臓，肺，肝臓，膵臓，小腸が含まれる．

提供者を増やすために2009年7月に改正され，脳死の判定および臓器の摘出については以下のように定められた．

・本人が生前に書面でそれらに同意する意思を表示（図2-2）しており，かつ家族（遺族）が拒まないときまたは家族（遺族）がないときに行うことができる（改正前と同じ）．

・臓器提供について意思表示をしていない人，不明な人（15歳未満を含む）については，家族の書面による承諾（臓器提供と法的脳死判定のそれぞれに書面で同意）で臓器提供できる．

また，厳しい条件をつけたうえで，親族（配偶者，子，父母）に対して臓器の優先提供ができるようになっている．

ただし，臓器移植は公正が原則であり，患者の社会的地位などに関わりなく，医学的要因のみによって提供臓器が分配されることが求められている．

(2) 生体移植

わが国では，生きた人から臓器を取り出して病気の人に移植する生体移植については明確な法的規制がなく，従来から日本移植学会倫理指針に準拠して行われてきた．日本移植学会の倫理指針では，親族とは6親等以内の血族と3親等以内の姻族とされ，親族に該当しない場合は，移植医療機関の倫理委員会において，症例毎に個別に承認を受けることと定められている．なお，厚生労働省は『「臓器の移植に関する法律」の運用に関する指針（ガイドライン）』を2007年に改正して，「生体からの臓器移植の取扱いに関する事項」を加えた．

生体移植については，従来から健常者の体にメスを入れるのは医療のあり方に反しているといった批判がある．それ以外にも，親族が提供者となることが多いために，生体移植が基本的に親族の問題であるとして社会問題化しにくく，そのために患者の親，子，兄弟姉妹が提供者となるようにほかの親族からの（無言の）圧力を

28

利他心
自分の利益は考えず
に，他人が利益を得ら
れるようにはかろうと
する心のことです．

かけられやすいとか，再移植が必要となった場合の親族間の人間関係の悪化といった問題が指摘されている．

(3) 臓器の供給問題

移植医療は常に「供給」よりも「需要」のほうがはるかに多く，生体移植がわが国だけでなく，多くの国で実施されるようになってきたのもそのためである．

これまで臓器提供は提供者の利他心*と無償が鉄則とされてきたが，供給を増やすために，自由に売買することを認めるべきだという議論から，脳死を含めて死後は臓器提供するよう法的に義務づけるべきだという議論までさまざま論じられている．

2) 遺伝医療

(1) 遺伝学的検査・診断

遺伝学的検査・診断は病気に特有の遺伝子配列の有無を調べる検査・診断法である．特に倫理的配慮の対象となるのは，日本医学会の『医療における遺伝学的検査・診断に関するガイドライン』(2022年) によれば，遺伝情報が次のような特性をもっているからである．

・生涯変化しないこと
・血縁者間で一部共有されていること
・血縁関係にある親族の遺伝型や表現型が比較的正確な確率で予測できること
・非発症保因者 (将来的に発症する可能性はほとんどないが，遺伝子変異を有しており，その変異を次世代に伝える可能性のある者) の診断ができる場合があること
・発症する前に将来の発症をほぼ確実に予測することができる場合があること
・出生前や着床前の検査・診断に利用できる場合があること
・不適切に扱われた場合には，被検者および被検者の血縁者に社会的不利益がもたらされる可能性があること
・発症の有無，時期，症状，重症度に個人差があるなどのあいまい性があること

同ガイドラインでは遺伝情報のこうした特性を踏まえたうえで，①すでに発症している患者の検査，②非発症保因者検査，③発症前検査，④出生前検査，⑤未成年者などを対象とする検査，⑥薬理遺伝学検査 (薬が効きやすいか，副作用が出やすいかに関する検査)，⑦多因子疾患の遺伝学的検査 (糖尿病，高血圧症，心筋梗塞，がん，関節リウマチなど，複数の遺伝子が複雑に関与する疾患の罹りやすさに関する検査：易罹患性検査) についてそれぞれ基本的な考えが述べられている．

また，同ガイドラインでは，遺伝カウンセリングの実施の必要性も指摘され，遺伝学的検査・診断が，遺伝カウンセリングを含む医療チームとして実施されることが求められている．

(2) 遺伝子治療

遺伝子治療とは，現在のところ多くの場合，病気の原因となる遺伝子の傷そのものを治す「遺伝子の治療」ではなく，「遺伝子による治療」である．例えば，遺伝子

に変異があるため特定のタンパク質を体内でつくることができず，そのために病気になるという場合，そのタンパク質をつくるために必要な遺伝子を体内に導入することは典型的な遺伝子治療である．ところが，遺伝子治療は，疾患を引き起こしている部位の細胞に適切な遺伝子を導入して治療を目指すもの全般をさすため，がんの治療を目的としたもの（例えば，白血球の一種に特定の遺伝子を導入して，がん細胞を攻撃する能力を高めるもの）も遺伝子治療に分類される．現在実施されている遺伝子治療の多くは，遺伝子治療を確立するための臨床研究であるが，近年，実用化も進んでいる．

　わが国における研究としての遺伝子治療については，すでに述べたように，『遺伝子治療等臨床研究に関する指針』が定められているが，患者から体外に取り出した細胞に治療用遺伝子を導入し，それを患者の体内に戻すものは，わが国では，法律上は，次に述べる再生医療に分類される．

　なお，遺伝子編集技術の飛躍的向上により，遺伝子治療の対象が拡大しつつあるが，現在のところ世界的に認められているのは，体細胞遺伝子治療だけであり，生殖系列細胞*に対するものは認められていない．

生殖系列細胞
生殖のために特に分化した細胞のことで，卵子や精子などをさします．

3）再生医療

　再生医療とは，損傷したもしくは病気になった細胞・組織・器官を再生し，それらの機能を回復させる医療である．さまざまな研究が行われているが，特に細胞を用いた再生の研究が進められている．再生方法については，培養細胞移植（患者の体外で人工的に培養した幹細胞などを患者の体内に移植等する）と培養組織移植（患者の体外において幹細胞などから人工的に構築した組織を患者の体内に移植等する）がある．

（1）培養細胞移植

　胚性幹細胞（ES細胞）は体外受精によってつくられた胚を培養して作製された幹細

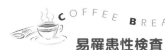

COFFEE BREAK

易罹患性検査

　近年，医療機関を介さない易罹患性検査（太りやすさなどの，いわゆる体質検査を含む）が広く行われるようになっています．こうした検査は「消費者直結型遺伝子検査」とよばれますが，日本医学会や遺伝医学関連10学会のガイドラインはこうした検査についても，適切な遺伝カウンセリングや総合的な臨床遺伝医療のなかで実施されるよう求めています．

　さらに最近では，持久力や瞬発力をはじめとす

るさまざまな身体能力や，頭の良さや芸術的才能などのさまざまな精神的能力についても，消費者直結型遺伝子検査」が行われるようになっています．こうした検査については根拠が不確かなものもあるという指摘がしばしばなされています．わたしたち1人ひとりの遺伝子リテラシー（遺伝子に関する理解力や判断力）の向上が求められる所以です．

胞で，人体を構成するあらゆる細胞に分化することができる．ES 細胞を化学物質を用いて誘導し，治療を要する組織や臓器の細胞に効率的に分化させて患部に移植すれば，組織や臓器を再生できる可能性があり，世界で盛んに研究が行われている．

しかし，ES 細胞は胚を壊して作製するという点で倫理的な問題があるとされてきた．そこへ登場したのが iPS 細胞である．iPS 細胞は人の体細胞に 4 つの遺伝子を導入して作製された細胞であり，ES 細胞のように高い複製能をもつと同時に，人体を構成するさまざまな細胞に誘導・分化させることができる細胞である．ただし，がん化の可能性という安全性の問題や，iPS 細胞から精子と卵子を作製し受精させて妊娠・出産させることが可能なことから（マウスではすでに出産に成功している）倫理的問題も指摘されている．

他方で，脂肪幹細胞や歯髄幹細胞を用いた再生医療の研究や治療も行われている．

(2) 培養組織移植

培養組織の移植については，表皮細胞や骨の一部ですでに実用化されている．また，ES 細胞や iPS 細胞から組織をつくり出すための基礎的な研究も世界的に行われている．

(3) わが国の取り組みの現状

2013 年，再生医療の研究開発および産業化を促進するために，従来定められていた関連指針等が廃止されて，『薬事法』が改正され（現：医薬品，医療機器等の品質，有効性及び安全性の確保等に関する法律〈医薬品医療機器等法〉），再生医療製品や医療機器の承認手続きが簡素化されるとともに，新たに『再生医療等安全性確保法』が定められた．この法律により，研究を含めて，特定の細胞加工物を用いたすべての再生医療について，国への研究計画や提供計画の提出や安全性などの事前審査等が義務づけられた．

❹─臨床倫理学

医療倫理学やバイオエシックスが，問題を一般的に論じる傾向が強いのに対して，臨床の現場に密着して，今，目の前にいる患者にどのように対応するのがよいかについて考えるのが，**臨床倫理学**（clinical ethics）である．そして，そのための方法として考え出されたのが，「4 分割法」（4 box method）とよばれるものである（図 2-3）．

医学的適応	患者の意向
善行および無危害の原則 1. 患者の医学的な問題点は何か？それは急性か，慢性か，重篤か，回復可能か，救急か，終末期か？ 2. 治療の目標は何か？ 3. 治療が適応でなくなるのはどのような場合か？ 4. 可能な治療法のそれぞれについて，奏功する蓋然性はどれほどか？ 5. 総じて，医学によるケアと看護によるケアとによって，この患者はどれほど利益を受け，害を避けることができるか？	**自律尊重の原則** 1. 患者は，医師が勧める診断と治療にともなう利益とリスクについて情報を与えられ，それを理解したうえで，同意しているか？ 2. 患者に判断能力および法的行為能力があるか，また，判断能力がないという証拠はあるか？ 3. 患者に判断能力がある場合，患者は治療に対してどのような意向を述べているか？ 4. 患者に判断能力がない場合，患者は事前に意向を表明していたか？ 5. 誰が患者に代わって意思決定する適切な代理決定者であるか？代理決定者はいかなる基準を用いて決定するべきか？ 6. 患者は治療に協力しようとしない，もしくは協力できないか？　その場合，理由は何か？
QOL（生命の質，生活の質）	**周囲の状況**
善行，無危害および自律尊重の原則 1. 治療した場合と治療しなかった場合のそれぞれについて，患者が通常の生活にもどれる可能性はどれくらいあるか，また治療が奏功したとしても，患者はどのような身体的，精神的，社会的不利益を受ける可能性があるか？ 2. ある種の QOL は自分にとって好ましくないという判断を下したり表明したりできない患者について，どのような根拠にもとづいてそのような判断を下すことができるか？ 3. 患者の QOL に対する医療提供者の評価をゆがめかねないバイアスはあるか？ 4. 患者の QOL を改善したり改良したりすることにともなって生じる倫理的問題は何か？ 5. 患者の QOL に対する評価が，生命維持治療の差し控えのような，治療計画の変更に関する問題を生じるか？ 6. 生命維持治療を差し控える決定が下された後で痛みを緩和し安らかにする計画はあるか？ 7. 医師による死のほう助は倫理的または法的に認められているか？ 8. 自殺は法的および倫理的にどのように扱われているか？	**正義および公正の原則** 1. 医師の職業上の利益，医師と他の医療職との関係，企業から得る医師の利益が，患者の治療について利益相反をもたらすことがあるか？ 2. 患者の家族のように，医療関係者と患者以外の者で，診療に関する決定に正当な利害関係を有する者がいるか？ 3. 守秘義務に対する患者の権利が，第三者の正当な利害関係によってどれほど制約されるか？ 4. 診療に関する決定に利益相反をもたらす経済的な要因はあるか？ 5. 診療に関する決定に影響を与える医療資源の分配に関わる問題はあるか？ 6. 診療に関する決定に影響を与える宗教上の問題はあるか？ 7. 診療に関する決定に影響を与える法的問題は何か？ 8. 臨床研究や臨床教育に関わることがらが診療に関する決定に影響を与えることはあるか？ 9. 診療に関する決定に影響を与える公衆の健康と安全に関する問題はあるか？ 10. 病院との雇用関係が臨床判断に影響するような利益相反をもたらすか？

図2-3　ジョンセンらの4分割法

Jonsen AR, Siegler M, Winslade WJ. *Clinical Ethics : A Practical Approach to Ethical Decisions in Clinical Medicine*, 9th ed. New York, NY : McGraw-Hill ; 2022. より　（樫　則章訳）

参 考 文 献

1）ピーター・シンガー（樫　則章訳）：生と死の倫理―伝統的倫理の崩壊. 昭和堂，京都，1998.
2）村松　聡，松島哲久，盛永審一郎編：教養としての生命倫理. 丸善出版，東京，2016.

インフォームド・コンセント

到達目標

❶インフォームド・コンセントについて説明できる.

❷インフォームド・チョイスについて説明できる.

❸セカンド・オピニオンについて説明できる.

❹倫理的要求としてのインフォームド・コンセントについて概説できる.

❺インフォームド・コンセントの倫理的意義について述べることができる.

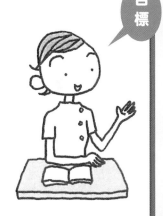

❶ーインフォームド・コンセントとは何か

1. 歴　史

インフォームド・コンセント (informed consent) という言葉は，わが国でもすでによく知られている．「説明と同意」や「情報を与えられたうえでの同意」，「知ったうえでの同意」という意味であるが，そもそもインフォームド・コンセントとは何だろうか．

前章で述べたように，患者の同意があってはじめて医師の診療行為が正当化されるという考えは古くからあったわけではない．しかし，1894年にドイツ帝国大審院が，患者の承諾のない手術は違法であるとして，傷害罪の成立を認める判決を下している．アメリカでも，1914年，「成年に達し，健全な精神をもった人間は誰でも，自分の身体になされることについて決定する権利を有する．自分の患者から同意を得ることなく手術を行う外科医は，暴行を働いているのであり，そのような行為に対して，その医師は賠償責任を負う」（シューレンドルフ判決）との判決が出されている．わが国においても，1930（昭和5）年，患者の承諾のない手術は違法との判決が下されている（長崎地裁佐世保支部1930年5月28日判決）．

しかし，患者の同意が同意として有効なものであるためには，患者が治療につい

て医師から適切な説明を与えられていなければならない．すなわち，医師が患者から得るべき同意とは，単なる同意ではなく，治療（特にリスク）について患者が知ったうえで与える同意でなければならない．このことが，インフォームド・コンセントという言葉とともに，1957年のアメリカの医療裁判の判決文で述べられ（サルゴ判決），診療におけるインフォームド・コンセントの法理として示された．

　わが国においても，1981（昭和56）年に，最高裁が患者の同意の前提として，医師に説明義務があることを認める判断を下し（最高裁1981年6月19日判決），これ以降，診療におけるインフォームド・コンセントは，わが国でも徐々に広く認められ，受け入れられるようになった．

2. 正当な診療行為の三要件

　診療行為が法律的にも倫理的にも正当なものとされるためには，①治療を目的としていること，②方法が適切であること，③患者の同意が得られていること，という3つの要件が満たされていなければならない．

　はじめの2つの要件が満たされなければならないのは，医師には患者の生命と健康を守るという意味で患者の利益を促進し，患者に害を与えないように努める積極的な義務（医師が守るべき原則としては，善行の原則と無危害の原則）があるからである．他方で，3つ目の要件が満たされなければならないのは，患者には自己決定権（医師が守るべき原則としては，自律尊重の原則）があるからである．

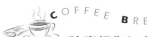

COFFEE BREAK

診療行為におけるインフォームド・コンセント

　診療行為におけるインフォームド・コンセントは，もともと医療過誤訴訟を通じてアメリカ社会で確立した法的概念です．1914年には「成年に達し，健全な精神をもった人間は誰でも，自分の身体になされることについて決定する権利を有する」という判決がすでに出されていました．そして，50年代後半から60年代になると，あいつぐ医療過誤訴訟を背景に，「単なる同意ではなく，情報を与えられたうえでの同意でなければならない」という考え方が広がり，医師による情報提供の意義が司法の場や法律家の間で強調されるようになって，インフォームド・コンセントが定着するに至りました．そして，1982年の「アメリカ合衆国大統領委員会報告」の1分冊「診療上の意思決定」では，インフォームド・コンセントの倫理的重要性が強調され，1995年には「患者の自己決定権法」が制定されました．

　わが国では，1970年に法学者によってはじめてインフォームド・コンセントが紹介され，1985年には厚生省医事課（現厚生労働省医政局医事課）編「生命と倫理について考える」においてインフォームド・コンセントを取り上げて詳述し，1990年になると，日本医師会生命倫理懇談会が『「説明と同意」についての報告』を発表しました．1995年には，厚生省の「インフォームド・コンセントの在り方に関する検討会」から報告書が出されています．

3. 同意が有効であるための条件

　医師が診療行為に際して患者から得なければならない同意は，単なる同意であってはならず，**有効な同意**でなければならない．では，同意が有効な同意であるといえるための条件は何だろうか．

1) 同意能力

　自己決定権とは，自分のことについて自分で考え，決定し，行為する権利である（p.4 参照）．自己決定権の行使には自分のことについて決定する能力，すなわち**意思決定能力**（判断能力とよばれることもある）が前提になる．そして，ここで論じているのは，患者が自分の受ける診療行為について理解し，決定し，自分の意思を表示する能力である．すなわち，医師が行おうとする診療行為に患者自身が同意するか否かを決定し，それを意思表示する能力としての同意能力である．

　したがって，患者の同意が有効であるための条件の1つは，患者に**同意能力**があるということである．

2) 情　報

　患者に同意能力があるとしても，通常，患者には医学的知識が欠けている．したがって，医師は患者から有効な同意を得るための前提条件として，患者に対して適切な医学的情報を提供しなければならない．

3) 理　解

　患者に同意能力があり，医師から診療行為に関して適切な情報を提供されたとしても，患者がそれを理解しなければ，患者の同意は有効とはいえない．したがって，医師は患者に対して適切な情報を，**専門用語**を使わず，わかりやすい言葉で，適切な方法で説明し，患者の理解を得なければならない．

4) 自発性

　患者の同意が有効であるためには，患者が自分の受ける診療行為について納得し，自分の自由意志に基づいて決定したうえでの同意，すなわち自発的な同意でなければならない．したがって，同意は〈身体的拘束による〉強制や〈心理的圧迫による〉強要によるものであってはならない．

5) 有効な同意のまとめ

　医師が患者から有効な同意を「得た」といえるのは，「同意能力」のある患者が，患者自身に対して行われる診療行為について，医師から適切な「情報」を与えられ，それを「理解」し，納得したうえで，「自発的」に同意している場合ということになる．

4. インフォームド・コンセントの定義

　以上述べたことから明らかなように，インフォームド・コンセントとは，**診療行為を正当なものとするための有効な同意**，すなわち「**同意能力のある患者が，自分に対してなされる診療行為について，医師から適切な情報を与えられ，それについて理解し，納得したうえで，自発的に医師に与える同意**」を意味する．

❷ーインフォームド・コンセントの実際

　インフォームド・コンセントには実際上のさまざまな問題がある．以下，それらの要点について簡潔に述べる．

1. 医師（歯科医師）は，何をどこまで説明するべきか

1）基本項目

　一般的には，患者が自己決定するために必要な情報ということになるが，そのためには，基本的に以下のことが説明されなければならない．
　　①患者の医学的現状（通常は病名も含まれる）
　　②治療が何もなされない場合の予測
　　③医師が勧める治療法の内容，およびその治療効果と危険性
　　④ほかに治療法がある場合には，それらの内容，およびその治療効果と危険性
　　⑤医師が選択した治療を，医師が勧める理由

2）範　囲

　なお，説明の範囲の基準としては，法的には，「医療現場の実際を考慮して，通常の医師であれば患者に説明するであろう範囲を説明すればよい」という説と，「通常の患者であれば欲するであろう範囲を説明するべきである」という説が有力である．しかし，患者の自己決定権の尊重という点からすれば，「可能な限り，1人ひとりの患者の必要に応じた説明がなされるべき」ということになる．

3）注意すべき点

　医師が説明すべき項目と範囲は，**正当な診療行為の三要件**（p.33 参照）を考慮した場合，治療の内容や性質によって変わらざるをえない．緊急の治療が必要な場合には，説明すべき事柄は少なくなる．一方，審美歯科治療のような場合は，説明はより詳細になされる必要がある．また，治療に対する評価がいまだ定まっていないような場合や治療法が実験的な場合には，説明はいっそう詳細になされなければならない．さらに，治療が患者を害する確率が低くても，その害が大きいと予想される場合には，当然説明すべき範囲は広がることになる．

2. インフォームド・コンセントは，誰が誰からどのように得るのか

1）患者が判断能力のある成人の場合

　患者が成人で**同意能力**をもっている場合，インフォームド・コンセントは，医師が医師自身の責任において，患者本人から得なければならない．

　同意の前提となる説明は，基本的には口頭でよいが，患者個々の知的水準を考慮して，いたずらに恐れさせることがないように，そしてなによりも患者が理解できるように懇切丁寧に行われなければならない．なお，その際，患者の理解を助けるために，パンフレットやビデオ，コンピュータによる画像や映像を補助手段として用いるのは有効であり，また，それらで歯科衛生士や看護師が診療内容の補足的説明をすることもできる．しかし，中心的な部分は医師の責任において説明されなければならない．

2）同意の確認

　患者からの同意の確認については，患者が積極的に診療を拒否する意志表示をせず，医師の指示に従っている限り，患者の同意（**黙示の同意**）があったものと理解

Case **S**tudy-4 考えてみよう ▶ **デート前の歯垢染色剤塗布**

　院長先生から歯科衛生士のＡさんに，「患者さんの TBI をするように」と指示がありました．Ａさんは「TBI をするのだから，歯垢染色剤を塗布して歯ブラシの当たっていないところを確認しなくちゃ」と，早速，歯垢染色剤を用意して，患者さんの口腔内に塗布しました．塗布後，患者さんに鏡でプラーク（歯垢）付着部位を確認してもらっていたところ，「この色はいつ消えるのでしょうか？　これからデートなのに…」と不安そうに聞かれました．

　Ａさんは，何をすべきだったのでしょうか．

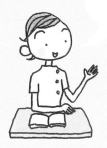

・患者さんに，これから行うことについて
　説明をしましたか？

してよい．しかし，診療の実際を考えれば，疑問やためらいがあっても患者がそれらを声に出して医師に伝えることは容易ではない．したがって，「もう一度説明してほしいところはどこですか」，「ご心配な点は何ですか」などと尋ねることによって，患者が理解し，納得しているかどうか確認する機会を設けることが望ましい．さらに，手術や危険性が大きい治療の場合には，患者から明確な同意（**明示の同意**）を得るとともに，患者が説明を受けて理解したうえでの同意であることを示す文書（**同意書**）を患者から得ておく必要がある．

3）患者が未成年，または判断能力のない成人の場合

判断能力がない患者の場合，医師は患者以外の者から**代理同意**を得なければならない．代理同意ができるのは，患者が未成年（18歳未満で結婚していない者）の場合は判断能力のある親権者，成人の場合は判断能力のある親，配偶者（夫婦のどちらか）や成人に達した子である．代理同意をする者は，患者の健康や価値観などを考慮したうえで，患者にとって最善の結果がもたらされるような観点から判断しなければならない．代理同意を得る際に注意するべきほかの事柄については，患者が判断能力のある成人の場合と同じである．

患者が未成年でも16歳以上で判断能力がある場合には，患者本人からも同意を得なければならない．また，患者が小学生から中学生の場合やそれらと同程度の判断能力のある成人患者の場合は，代理同意に加えて，患者の理解力に応じた説明をしたうえで患者の理解を得るとともに，患者から**賛意**（assent）を得ておくことが望ましい．さらに患者が幼児の場合や幼児と同程度の判断能力のある成人患者の場合でも，患者の理解力に応じた説明をして，可能な限り患者から理解を得ることが望ましい．

3．同意が無効になる場合

強要，強制による同意が無効になることはもちろんであるが，説明のない同意や，説明があってもそれが不十分であったり，虚偽の説明や偏った説明であれば，同意は無効となり，場合によっては不法行為となる．また，同意能力のない患者からの同意も無効である．

4．インフォームド・コンセントが不要な場合

1）法律で定められている場合

法律によって定められた健康診査（たとえば，3歳児や就学時の歯科健康診査など），診察，入院・隔離措置は，国民の健康保持，公衆衛生の向上など，公共の利益を目的として診療が義務づけられているので，インフォームド・コンセントは不要である．もちろん，その場合でも，患者や受診者に対して配慮に欠ける扱いをし

てよいわけではない．そもそも**患者の自己決定権**の尊重という点からして，法律による強制的な診療が認められる範囲は，極めて限定されるべきであろう．

2)「ためらえば危険」という場合

緊急の場合であっても，患者の意思が確認できるのであれば，患者本人からインフォームド・コンセントを得る必要がある．患者の意思が確認できない場合には，家族などからインフォームド・コンセントを得なければならない．しかし，患者や家族に説明し，同意を得ようとすれば，かえって患者の身体・生命に重大な危険が及ぶという，いわゆる「**ためらえば危険**」な場合には，インフォームド・コンセントは不要である．この場合，「患者は必要な処置に同意するだろう」という推定がなされ（**推定同意**），診療行為は正当とみなされる．

3）患者が「お任せします」と言っている場合

この場合は，患者が自発的に自己決定権を放棄しているのであるから，それはそれで尊重されるべきである．したがって，医師は適切と考えられる治療をすればよいということになる．しかし，病気によっては，治療法の選択に際して患者自身の価値観が問題になる場合があり，そのような場合には，治療に際して患者の理解と同意が必要であることを患者に知らせるべきである．

5. 説明の省略が認められる場合

以下のような場合は，説明の省略が認められる．しかし，その場合でも同意は必要である．

1）説明の内容が誰にとっても常識的な場合

この場合には，説明は省略できる．しかし，誰にとっても常識的だと判断する説明内容が，必ずしもそうではないことがあるので注意を要する．

2）患者が治療の内容についてすでに十分な知識をもっている場合

これは，患者が医師である場合や，慢性病の患者で，長期間にわたって同様の治療が行われている場合をいう．

3）危険性が軽微であるか，または発生する確率が極めて小さい場合

たとえば，注射それ自体に伴う痛みが軽微な場合には省略できる（副作用についての説明は必要である）．

4）患者が「説明はいらない」と言っている場合

患者の自己決定権には，説明を受けない権利，知らないでいる権利も含まれる．

したがって，患者が「説明はいらない」といえば，医師は説明を省略することができる．また，患者の病気が重篤で，しかも予後が悲観的であり，そのうえ，それらに関する説明に対して患者が心理的に耐えられないことが明白である場合には，患者の知らないでいる権利は特に尊重されるべきである．なお，このような場合，医師は自分の判断で最善と考えられる診療行為を行えばよいが，それに対する患者の**同意**は必要である．他方で，患者が説明はいらないといっている場合でも，療養上必要な事柄については，医師は説明しなければならない．

5) 説明が患者の心身にきわめて有害と判断される場合

患者の生命と健康を守り，患者に害を与えないように努めるという医療従事者の基本的義務を考慮すれば，患者の心身に有害と判断される情報を与えることは，基本的には控えるべきである．しかし，1人ひとりの患者の心身に，どのように，また，どれほど有害であるかを事前に正確に判断することは難しい．患者に有害な影響がある場合でも，患者は真実を知ることを望んでいるかもしれない．したがって，有害な情報の制限が**患者の自己決定権**の行使を妨げることになってはならない．ここに，問題の難しさがある．これを告げれば患者は「不安になるだろう」というような漠然とした理由で，情報が制限されるようなことがあってはならない．情報を制限する場合には，情報が患者の心身にきわめて有害で，そのために病状を悪化させる，あるいは治療効果を低下させるといった，具体的な理由が必要である．

6. 患者が医師の勧める治療法を拒否した場合

まず，考えるべきことは，医師には専門家として，患者にとって最善と考えられる診療行為を行う積極的な義務があるということである．したがって，同意能力のある患者が医師の勧める診療行為を拒否した場合に，まず医師がなすべきことは，話し合いを続けて，なぜ患者がその治療法を拒否するのか，その理由を明らかにすることである．その過程で，患者が医師の勧める治療法について誤まった認識をしていることがわかるかもしれない．その場合には，医師は改めて説明をしてそれらの誤解を取り除き，患者の理解を促す必要がある．

一方，患者が個人的な価値観から，医師の勧める治療法を受け入れられないことが明らかになった場合，医師が自分の勧める治療が患者にとって本当に最善のものだと考えているのであれば，患者にその治療を受けるべき理由を改めて説明し，患者を説得すべきである．もちろん，強要にならないように注意すべきことはいうまでもない．それでも患者に納得してもらえない場合は，医師は次善の治療を提示し，患者の同意する治療を行うべきである．しかし，医師が自分の責任において，患者が望む診療行為に納得できなければ，**転医の自由**があることを告げるしかない．

7. インフォームド・コンセントと医師の裁量との関係

医師には患者の生命と健康を守るために，自らの知識と技術，経験を駆使して医療を行わなければならない義務があることは，いままで述べてきたとおりである．ここで**医療水準***という用語について，少しふれておく．医療水準といっても必ずしも意味や内容は1つだけではない．したがって，日常の診療では理論的な不確実さや，患者の個人差による不確実さなどがあり，それらについては，医師の経験や「勘」で補わざるをえない．したがって，同じ病気でも医師によって治療方針が異なる場合があり，医師にはそれを決定した「理由がある」ことが認められなければならない．また，刻々と変化する患者の病状に応じて，臨機応変に対処しなければならない場合も少なくない．

したがって，臨床現場における医師の個別的「判断差」を尊重し，個々の医師に，診療についての一定の**裁量**を認める必要があることはいうまでもない．一方，患者の側からしても，診療上の細部にわたる事柄は結局，医師に任せざるをえないことも確かである．

しかしそれと同時に，医師は**患者の自己決定権**を尊重しなければならないのだから，一定の診療行為を行う場合，医療の専門家として，それが患者の利益になると判断した理由とその判断の基礎となった情報を患者に説明し，同意を得なければならない．医師の裁量だけで治療してよいのは，「ためらえば危険」(p.38 参照)という場合である．なお，患者に有害と判断される情報の制限については，多少であるが医師に裁量の余地があることはすでに述べたとおりである．

8. インフォームド・チョイス

インフォームド・コンセントを要約すると，「医師の勧める治療法に対して患者が同意すること」であるが，**インフォームド・チョイス**(informed choice)は，「医師が提示する複数の治療法の中から患者が選択すること」を意味する．このことは，患者の自己決定権の尊重という点から望ましいことではあるが，医師には専門家として，患者にとって最善と判断される医療を行う義務がある．ただ単に患者に情報を与え，それを理解させるだけで，あとは患者の選択に委ねるということは，医師本来のあり方ではない．

したがって，複数の選択肢があり，それらの優先順位について患者が判断しかねているとき，あるいは患者の価値観が本当に問題になるときに，医師は，患者がインフォームド・チョイスできるように積極的に支援すべきである．

医療水準
医療水準とは，臨床医の間で学会などにおいて一般に認められ，実践されるに至った標準的な知識および技術をいいます．
これに対して，医学水準とは，学問としての医学が到達した最先端の水準をさします．

9. セカンド・オピニオン

　セカンド・オピニオン（second opinion）とは「別の医師の診断」（第二の意見）である．患者が医師の診断や治療法に納得できないとき，別の医師の診断を仰ぐことは，**選択の自由の権利**（リスボン宣言，付 2 p.80 参照）の尊重という点から認められるべきである．また，医師の裁量を認めるということは，「ほかの医師なら異なった判断をくだす可能性がある」ということを意味する．したがって，この点からしても，患者にはセカンド・オピニオンを求める権利があるということになる．

❸─インフォームド・コンセントと患者中心の医療

1. 倫理的要求としてのインフォームド・コンセント

　インフォームド・コンセントは法的根拠を有するものではあるが，アメリカの「医療および生物医学的・行動学的研究における倫理的問題の検討に関する大統領委員会」の報告書『医療における意思決定』（1982 年）が指摘しているように，「インフォームド・コンセントは（中略）本質的には倫理的に要求されるもの」であると理解されるようになっている．

　患者に自己決定権がある以上，医師の勧める診療行為に同意するか否かの決定権は最終的には患者にある．しかし，医師には診療を通じて患者の福利を促進する積極的な義務があり，それは臨床の場において尊重されなければならないものである．したがって，患者にどのような診療行為がなされるべきかに関する決定，すなわち臨床上の意思決定は，本来，患者と医師とが協同で行い，共有されるべきものである．

　そして，患者の自己決定権の尊重とは，患者が自己決定できるように支援することでもあるのだから，診療上の意思決定には医師のみが関与するのではなく，患者に適切な情報を提供し，理解させ，診療上の意思決定に患者を積極的に参加させなければならない．また，医師が患者に最善を尽くすという積極的な義務を果たすには，患者の価値観や患者が何を心配したり不安に思ったりしているかについて知ることが不可欠である．そのため，医師は患者の言葉に耳を傾け，患者に質問し，患者の気持ちや病気に対する思いを聴き出すことが必要である．

　こうしてみると，インフォームド・コンセントとは，最終的な決定に至るまでのプロセスを重視するならば，患者が医師から説明を与えられ診療行為に同意するという 1 回限りの出来事（イベント）としてではなく，患者と医師の相互の尊重，相互参加，相互理解に基づく診療上の意思決定の共有（共同意思決定）のプロセスとして理解されるべきものである．医師が診療上の説明をしたうえで，患者から同意を得て，あとは患者任せといったものではなく，まして医師の法的な責任逃れのた

めのものであってはならない.

　また，たとえ医学的適応が明白で，確立された一定の治療法があり，しかもこれといったリスクがなく，そのうえ患者が，医師の説明を聞く耳をもたず，さっさと治療をしてほしいと思い，自己決定権を放棄している場合でも，丁寧に説明し同意を得ることには十分な意味がある．なぜなら，そうすることによって，患者が医師の指示に従い，治療効果を高めることが期待できるからである．また，病状が患者が考えているよりも深刻であったり，あるいはその反対に軽微であったりする場合もあるのだから，患者に十分な説明をすることは，結局は患者のためになるのである.

2. インフォームド・コンセントと患者中心の医療

　1章で述べたように，いくら患者のためによかれとはいえ，医師の判断だけで実施する医療は患者中心とはいえない．それはむしろ，医師中心の医療である.

　しかし，患者の自己決定権を尊重して，どのような患者の希望にも応じるのが患者中心ということではない．医師には診療を通じて患者の福利を促進する積極的な義務があり，それは臨床の場において尊重されるべきものだからである．そうであるならば，患者中心の医療とは，患者と医師がともに治療に参加する相互参加型の医療であるということができ，倫理的要求としてのインフォームド・コンセントは，そのような医療を進めるうえで要となるものである．そして，患者中心の医療を進めるために求められるのは，診療に関する情報を丁寧に手際よく説明する能力だけでなく，患者の気持ちや思いを引き出し，質問をさせ，患者を診療上の意思決定に積極的に参加させる十分なコミュニケーション能力である.

参考文献

1) 谷田憲俊：具体例からはじめる患者と医療従事者のためのインフォームド・コンセント取扱説明書．診断と治療社，東京，2013.
2) 山口育子：賢い患者（岩波新書）．岩波書店，東京，2018.
3) 天野雅之：病状説明―ケースで学ぶハートとスキル，医学書院，東京，2020.
4) 個人情報保護委員会事務局：「医療・介護関係事業者における個人情報の適切な取扱いのためのガイダンス」に関するQ&A（事例集）（平成29年5月30日適用，令和2年10月9日改正）

研究と医療倫理

到達目標

❶研究と医療倫理の関わりについて説明できる.
❷人を対象とした研究の倫理指針について概説できる.
❸倫理的な配慮が必要な研究について説明できる.
❹研究への協力依頼の方法について説明できる.

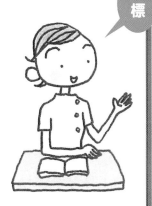

❶ ― なぜ, 研究で医療倫理が必要なのか

1. 研究と医療倫理の関わり

　歯科衛生士の活動範囲と業務内容は多岐にわたるため, 歯科衛生研究は, 日常の生活を営んでいる人々を対象とすることも多い. すでに述べてきたように, 人を対象とした研究については, いかなる場面においても, 基本的な行動として, 常に人の生命を尊重し, 個人の尊厳と人権を守ることが求められている. これは, 研究の場合でも例外ではなく, 対象者（患者）は1人の人間であるという認識をもって, 倫理的配慮を行うことが必要である.

　人を対象とした医学研究については,『ヘルシンキ宣言』(p.13参照) があり, これに基づくのが倫理原則である. 歯科衛生研究は, 対象者に生活習慣や心理的内面について質問を行うことも多く, 個人のプライバシーや個人の尊厳を脅かす可能性があるために, 倫理的配慮が必要とされている.

　また, 歯科衛生士養成教育の高度化・専門化に伴い, 学生時代から歯科衛生研究の実施が推奨され, 多くの研究がなされるようになり, 従来以上に対象者の擁護が必要になってきた. 研究を行うということは, 対象者にある種の負担や迷惑をかけるものである. たとえば, 身体への苦痛を伴わないとしても, 対象者の時間や居場

所を使うことなどが生じる場合もある.

　研究の対象として，患者のデータを用いることもある．特に患者―医療従事者の関係から，医育機関では，調査への協力も医療の一環のように錯覚してしまうこともあるが，患者の来院目的は治療であり，データ提供ではない．また，医療機関で診療録などに記載されている事項を，臨床実習では何のためらいもなく実習ノートなどに転記しているかもしれないが，研究のための転記となると全く別の行為（目的外使用）となることを念頭に置くべきである．

　歯科衛生研究でも，「患者の利益優先」，「患者の自律性の尊重」，「研究による危険性や不利益の抑制」，「プライバシーの保護（匿名性の保障），機密性の保持」，「完全な情報公開の権利」といったことに倫理的配慮は必要である．特にプライバシーの保護については，研究者に悪意はなくても，配慮が不足していることが意外と多いということを知ってほしい．

❷─倫理的配慮の要件

1. 人を対象とした研究に関わる倫理指針

　わが国での医学研究に関する倫理指針は，「ヒトゲノム・遺伝子解析研究に関する倫理指針」，「疫学研究に関する倫理指針」，「遺伝子治療臨床研究に関する指針」，

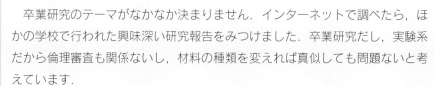

Case Study-5 考えてみよう ▶卒業研究のテーマ検索

先行研究に対する配慮について考えてみましょう.

　歯科衛生士専門学校に通う 3 年生です.
　卒業研究のテーマがなかなか決まりません．インターネットで調べたら，ほかの学校で行われた興味深い研究報告をみつけました．卒業研究だし，実験系だから倫理審査も関係ないし，材料の種類を変えれば真似しても問題ないと考えています.
　みなさんはどのように考えますか？

Case Study-6 考えてみよう ▶口腔内写真撮影者の許可

写真を含めた患者さんの口腔内所見のデータ管理者は誰でしょうか？

　歯科衛生士専門学校に通う 2 年生です.
　今度，臨床実習のまとめとして報告会があります．私は，実習先の歯肉が改善した症例の口腔内写真を使おうと思っています．でも，初診時のスライドは前に臨床実習に来ていた学生が撮影したものです．先生は，撮影時に患者さんから許可を得ているので，使用に関しては問題ないとおっしゃっていますが，撮影した学生の許可は要らないのでしょうか.

「臨床研究に関する倫理指針」，「ヒト幹細胞を用いる臨床研究に関する倫理指針」があった．このうち，「疫学研究に関する倫理指針」と「臨床研究に関する倫理指針」は，歯科衛生研究に関連が深い．この2つの指針は，新たに「人を対象とする医学系研究に関する倫理指針」にまとめられ，今日に至っている．ここでは，これらの今までの倫理指針の経緯を知り，この新しい指針を理解するために，以下に過去の指針も記載した．これらは，原則論であり指針であるので，法律とは異なり，方向性を示したものになる．研究者にとっても国民にとっても利益があり，研究がスムーズに進むように策定されたものである．

1）疫学研究に関する倫理指針（厚生労働省・文部科学省共同で示した指針）

　厚生労働省・文部科学省では，以下のように疫学研究の目的を述べている．

　疫学研究は，疾病の罹患をはじめ健康に関する事象の頻度や分布を調査し，その要因を明らかにする科学研究である．疾病の成因を探り，疾病の予防法や治療法の有効性を検証し，また，環境や生活習慣と健康との関わりを明らかにするために，疫学研究を欠くことはできず，医学の発展や国民の健康の保持増進に多大な役割を果たしている．また，疫学研究では，多数の研究対象者の心身の状態や周囲の環境，生活習慣などについて具体的な情報を取り扱う．また，医師以外にも多くの関係者が研究に携わるという特色を有する．

　そのうえで，研究対象者の個人の尊厳と人権を守るとともに，研究者などがより円滑に研究を行うことができるよう，倫理指針を定めるとされている．

　この指針は，『ヘルシンキ宣言』やわが国の『個人情報の保護に関する法律（個人情報保護法）』などを踏まえ，疫学研究の実施にあたり，研究対象者に対して説明し，同意を得るなど個人情報の保護を原則としている．

　この指針は，疫学研究に極めて多様な形態があることに配慮して，基本的な原則を示すにとどめている．研究者などが研究計画を立案し，その適否について倫理審査委員会が判断するにあたっては，この原則を踏まえつつ，個々の研究計画の内容などに応じて適切に判断することと（**図4-1**），個人情報については，法律に留意するように求めている．

　疫学研究が社会の理解と信頼を得て，いっそう社会に貢献するために，すべての疫学研究の関係者がこの指針に従って研究に携わることが求められている．同時に，健康の保持増進のために必要な疫学研究の実施について，広く一般社会の理解が得られることを期待しているとしている．

2）臨床研究に関する倫理指針（厚生労働省が示した指針）

　研究対象者の個人の尊厳および人権を守るとともに，研究者などがより円滑に臨床研究を行うことができるように，厚生労働省では，臨床研究に関する倫理指針を定めている．以下に原理原則を述べる．

　近年の科学技術の進展に伴い，臨床研究の重要性は一段と増している．臨床研究

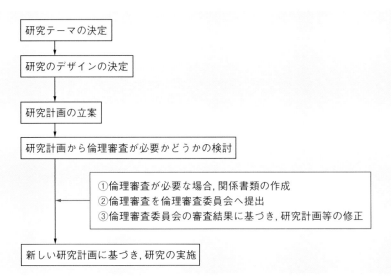

図4-1　研究の流れ

　の主な目的は，医療における疾病の予防方法，診断方法および治療方法の改善，疾病原因および病態の理解並びに患者の生活の質の向上にあり，最善であると認められた予防方法，診断方法および治療方法であっても，その有効性，効率性，利便性および質に関する臨床研究を通じて，絶えず再検証されなければならない．また，医療の進歩は，最終的には臨床研究に依存せざるを得ない場合が多いが，臨床研究においては，被験者の福利に対する配慮が科学的および社会的利益よりも優先されなければならない．

　この指針は，『ヘルシンキ宣言』に示された倫理規範やわが国の個人情報の保護に関わる議論などを踏まえ，『個人情報保護法』（第8条）の規定に基づき，臨床研究の実施にあたり，研究者などが遵守すべき事項を定めたものである．しかし，臨床研究は多様な形態があることに配慮して，この指針は基本的な原則を示すにとどめており，研究責任者が臨床研究計画を立案し，その適否について倫理審査委員会が判断するにあたっては，この原則を踏まえつつ，個々の臨床研究計画の内容などに応じて適切に行うことを求めている．

　そして，臨床研究が社会の理解と協力を得て，いっそう社会に貢献するために，すべての臨床研究の関係者がこの指針に従って臨床研究に携わることを求めてい

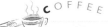
COFFEE BREAK

個人情報の保護に関する法律：個人情報保護法，2003（平成15）年

　個人情報の保護に関しては，研究を行う機関種別に民間企業，行政機関，独立行政法人などの区分に応じて，適用される『個人情報の保護に関する法律』が異なります．民間企業などは，『個人情報の保護に関する法律』の適用を受けますが，国や地方公共団体，独立行政法人が取り扱う個人情報については，この法律の直接の規制はありません．ただし，『行政機関・独立行政法人等における個人情報の保護に関する法律』などの適用を受けます．

る．さらに臨床研究機関に対し，個人情報の取り扱いにあたっては，それぞれに適用される法令などを遵守する必要があることも述べている．

3）人を対象とする医学系研究に関する倫理指針

（平成 26 年文部科学省・厚生労働省告示第 3 号）　平成 26 年 12 月 22 日

　人を対象とする医学系研究（以下「研究」という）については，「疫学研究に関する倫理指針」（平成 19 年文部科学省・厚生労働省告示第 1 号）及び「臨床研究に関する倫理指針」（平成 20 年厚生労働省告示第 415 号）により，その適正な実施を，国は図ってきた．近年の研究の多様化に伴い，両指針の適用関係が不明確になってきたことや研究をめぐる不正事案が発生したことなどを踏まえて見直しの検討を行い，「人を対象とする医学系研究に関する倫理指針」として両指針を統合した．本指針の主な内容は以下のとおりである．

　①研究機関の長及び研究責任者等の責務に関する規定：研究機関の長へ研究に対する総括的な監督義務を課すとともに，研究責任者の責務を明確化した．また，研究者への教育・研修の規定を充実した．

　②いわゆるバンク・アーカイブに関する規定：試料・情報を収集し，ほかの研究機関に反復継続して研究用に提供する機関について，「試料・情報の収集・分譲を行う機関」として位置づけ，本指針を適用することとした．

　③研究に関する登録・公表に関する規定：研究責任者は，介入を行う研究を実施する場合には，本指針の規定により，あらかじめ当該研究の概要を公開データベースに登録するとともに，研究計画書の変更および研究の進捗に応じて適宜登録内容を更新し，研究を終了したときは，遅滞なく当該研究の結果を登録しなければならないこととした．

　④倫理審査委員会の機能強化と審査の透明性確保に関する規定：委員構成，成立要件，教育・研修の規定，倫理審査委員会の情報公開に関する規定を充実した．

　⑤インフォームド・コンセント等に関する規定：研究対象者に生じる負担・リスク

倫理指針の変更について
2021（令和 3）年 3 月，文部科学省・厚生労働省および経済産業省は，「人を対象とする生命科学・医学系研究に関する倫理指針」を制定しました（6 月 30 日施行）．これは「人を対象とする医学系研究に関する倫理指針」と「ヒトゲノム・遺伝子解析研究に関する倫理指針」の整合性をとって統合したもので，従前の両指針は廃止されました．大部分の歯科衛生研究に関わる倫理としては，あまり大きな影響はないと考えられます．

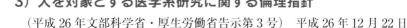

Case Study-1 考えてみよう　問診票を使った研究

　歯科衛生士として歯科医院に勤務して 8 年経ちました．

　来年，地域の勉強会で研究発表をすることになりました．データは，今まで来院された患者さんの問診票を集計したものを使います．もう来院されていない患者さんの分もあるので，今から患者さんの許可をもらうことは難しいのが現状です．また，倫理審査をどのようにするのかもわからないので，審査なしで発表しようと思っています．患者さんが歯科医院に来て問診票を書いた時点で，その問診票を研究に使うことも了承してもらっていると考えることはできないのでしょうか．

人を対象とした医学研究の基本的な倫理指針を振り返ってみましょう．

に応じて，文書又は口頭による説明・同意等，インフォームド・コンセントの手続を整理した．また，未成年者等を研究対象者とする場合，親権者等のインフォームド・コンセントに加えて，研究対象者本人にも理解力に応じた分かりやすい説明を行い，研究についての賛意（インフォームド・アセント）を得るよう努めることとした．

　⑥個人情報等に関する規定：特定の個人を識別することができる死者の情報について，研究者等および研究機関の長の責務規定を充実した．また，研究対象者の個人情報に限らず，研究の実施に伴って取得される個人情報等を広く対象とすることとした．

　⑦利益相反の管理に関する規定：研究責任者や研究者がとるべき措置を明確化した．

　⑧研究に関する試料・情報等の保管に関する規定：侵襲（軽微な侵襲を除く）を伴い，介入を行う研究に係る情報等は，研究終了後5年または結果の最終公表後3年のいずれか遅い日までの保管を新たに求めることとした．

　⑨モニタリング・監査に関する規定：侵襲（軽微な侵襲を除く）を伴い，介入を行う研究について，研究責任者に対し，モニタリングや必要に応じた監査の実施を新たに求めることとした．

　⑩施行日：平成27年4月1日から施行．ただし，「モニタリング・監査に関する規定」については，同年10月1日から施行．

2. 倫理審査

　倫理審査は，研究者が行う人を対象とした医学などの研究およびその臨床応用（以下「研究等」）が，科学的妥当性および倫理的配慮に基づいて行われることが確保されるかどうか，『ヘルシンキ宣言』および関連する法律・省令・告示および倫理指針などの趣旨と照らしあわせて検討することである（図4-1参照）．

　研究等の審査は，研究および倫理的観点からみて社会的コンセンサスを得る必要がある項目に関して，研究者から申請された研究等の実施計画およびその成果の出版・公表予定の内容について，科学的および倫理的・法的・社会的観点から行われる．審査にあたっては，特に以下の項目に留意する．

①研究等の対象となる個人の人権の擁護
②研究等の対象となる個人から理解および同意を得る方法
③研究等によって生じる個人への不利益ならびに危険性への配慮
④研究等の科学的妥当性および医学上の貢献ならびに社会への貢献について

3. どのような研究が倫理的配慮を必要とするか

　これから行う研究が第三者による倫理審査を必要とするか否かについては，チェックシート（図4-2）を参照することも1つの方法である．これは，研究を開始する前，すなわち研究計画ができた時点で行うことが必要である．

<危険性>

1.	精神的・身体的の別に関わらず，あなた自身に，何らかの危険または不利益が生じると予想されるものですか？	□はい	□いいえ
2.	研究対象者に対し，何らかの不快感や困惑，または精神・心理的な負荷や危害を及ぼす可能性があるものですか？	□はい	□いいえ
3.	運動・訓練の実施や食事・睡眠・その他行為の制限，物理的刺激の供与等を行うことにより，研究対象者に日常生活で起こりうる範囲を超える身体的な痛みを与える，または我慢や不便を強いるものですか？	□はい	□いいえ
4.	研究対象となる個人や集団が差別を受けたり，その経済状況や，雇用・職業上の関係，あるいは私的な関係に損害を与えたりするおそれのある情報の収集など，研究対象者に潜在的に不利益となるようなものですか？	□はい	□いいえ
5.	精神的・身体的の別に関わらず，授業において，日常生活の範囲を超える危険や苦痛，不利益を与える可能性のある実験や調査等に学生を参加させるものですか？	□はい	□いいえ

<インフォームド・コンセント>

6.	研究対象者本人からインフォームド・コンセントを得ることができないものですか？	□はい	□いいえ
7.	未成年者（18歳未満）を対象とするものですか？	□はい	□いいえ
8.	障害（知的・精神・身体・その他）のある人を対象とするものですか？	□はい	□いいえ
9.	病院や看護施設，福祉施設等に入所している人，介護状態にある人など，他人の支援を受けながら生活している人を対象とするものですか？	□はい	□いいえ
10.	当該研究で使用することについての明確な同意なしに収集された情報を利用するものですか？ ただし，法律に基づいて実施された調査のデータや，すでに連結不可能で匿名化された情報を利用する場合は除きます．	□はい	□いいえ

<プライバシー問題>

11.	個人の本質に関わる情報を収集するもので，かつ個人が特定されるものですか？	□はい	□いいえ

<虚偽の研究方法>

12.	虚偽・欺瞞のある研究方法を採用するなど，一時的であれ研究対象者をだますものですか？	□はい	□いいえ

<利益相反>

13.	研究対象者との間に利益相反がありますか．たとえば，あなたは研究対象者の教師・同僚・雇用主，または親族等ですか．研究対象者との間に何らかの力関係や血縁関係はありますか？	□はい	□いいえ
14.	研究対象者以外の関係者（研究対象者の家族・遺族，研究成果の読者，関連団体等）との間に明らかに事前に予測される利益相反はありますか？	□はい	□いいえ

<報酬>

15.	謝金または他の金銭的誘因（交通費や時間の合理的な費用弁償を除く）を研究対象者等に支払うものですか？	□はい	□いいえ

<手続き>

16.	外部機関より，倫理審査委員会等の承認を受けることを要請されているものですか？ ・研究資金提供先（科学研究費等の公的研究費，民間団体 他） ・発表予定の学術雑誌・ジャーナルなどの投稿規程	□はい	□いいえ

⇒1つでも「はい」と答えた場合，当該研究は倫理審査の対象となることが考えられる．
⇒すべての質問に「いいえ」と答えた場合，当該研究は審査対象外と考えられる．
このように，チェックシートで，1つひとつの項目に該当するかをチェックすることによって，これから行う研究について倫理審査を受けるべきかが明らかになってくる．

（「立命館大学における人を対象とする研究倫理審査に関するチェックシート」より改変）

図4-2 「人を対象とする倫理審査」に関するチェックシート

このチェックシートにより，倫理審査が必要となるか否かを自己判断できる．研究開始予定である「人を対象とする研究」に関し，以下の質問に，「はい」・「いいえ」で答える．

このような人を対象とした倫理審査のチェックシートなどで，倫理審査が必要となった研究については，通常はそれぞれの機関（大学あるいは医療機関）に設置された倫理審査委員会で審査を受けることになる．

4. 研究を進めるうえで倫理的問題が生じるとき

歯科衛生研究によって生じる倫理的な問題は，研究によって対象者の人権やプライバシーが侵害されることによって起きる．研究の参加者である対象者（患者）に対する倫理的な問題が起きやすいのは，対象者への対応，データの収集，結果の公表の際である．これらの多くは，研究者自身に悪意はなくても生じるものである．

具体的に倫理的に問題が起こりやすい事項には，以下のようなものがある．
①研究の目的やそれに伴う負担・苦痛について，対象者への説明が不十分
②対象者の承諾なしでデータをとり，発表
③対象者の承諾を得ないでテープなどに録音
④対象者の顔写真など個人が特定されるものを公表
⑤多すぎる質問紙
⑥長時間の拘束
⑦頻回の測定
⑧研究不正（データの捏造，改ざん，ほかの研究者のアイディアや論文の盗用など）

5. 利益相反

研究の公正性，信頼性を確保するためには，利害関係が想定される企業などとの関わり（利益相反）について適正に対応する必要がある．そのために，利益相反について，透明性が確保され，適正に管理されることが条件となる．

通常の利益相反は，「個人としての利益相反」と「組織としての利益相反」の双方を含んでいるが，基本的には「個人としての利益相反」をさすことが多い．

個人としての利益相反とは，具体的には，外部との経済的な利益関係などによって，公的研究で必要とされる公正かつ適正な判断が損なわれる，または損なわれるのではないかと第三者から懸念が表明されかねない事態をいう．公正かつ適正な判断が妨げられた状態としては，データの改ざん，特定企業の優遇，研究を中止すべきであるのに継続するなどの状態が考えられる．

❸—研究への協力依頼

1. 説明事項

なぜ，説明が必要なのかとよく聞かれる．臨床での医療行為についても1つひと

つ説明をして同意を得ていくのが原則であるが，多くの場合，侵襲性の低い行為については省略されている．それは，医療という行為が，基本的に目の前にいる患者の利益になることを目的としているためである．しかし，研究は直接目の前にいる患者には何の利益ももたらさないで，場合によっては不利益を生じることさえある．そのため，研究においてインフォームド・コンセントは必要不可欠である．

　日本看護科学学会の看護倫理検討委員会で作成された「研究の倫理審査体制設置に伴う審査規準」によると，研究者が対象者に提供する情報が9つあげられている．歯科衛生研究でも同様であるので，以下に示す．

①研究の目的
②研究協力に伴う利益
③研究協力による手間，身体的負担，副作用など
④研究に協力することによる特別な事柄，たとえば通常の診療との関係など
⑤研究協力を拒否することの権利と通常の診療やケアを受ける権利
⑥協力開始後の権利（質問の自由，協力辞退の自由）
⑦合併症，副作用などが生じたときの対応やそのシステム
⑧データの収集や処理などにおけるプライバシーの保護
⑨研究論文の公表の方法

2. 研究依頼と承諾書

　説明事項を簡潔かつ平易な言葉で示した依頼書を作成する．依頼書は対象者個人だけでなく，対象者の加入している組織（会社や健康保健組合など），家族（乳幼児や要介護高齢者などを対象とする場合）などに提出を求められる場合もある．

　そして，研究に対する同意をした旨を書面に対象者から直筆（本人が記載できない場合は，家族などが対象者の代理として）で記載してもらう．これを承諾書といい，原則として依頼者と対象者の双方がもっていることが必要であるとされている．

参考文献

1) 文部科学省／厚生労働省：疫学研究に関する倫理指針．平成14年6月17日／平成16年12月28日全部改正／平成17年6月29日一部改正／平成19年8月16日全部改正／平成20年12月1日一部改正．
2) 厚生労働省：臨床研究に関する倫理指針．平成15年7月30日／平成16年12月28日全部改正／平成20年7月31日全部改正．
3) 厚生労働科学研究班：厚生労働科学研究における利益相反（Conflict of Interest：COI）の管理に関する指針．平成20年3月31日．
4) 尾藤誠司，福原俊一　監修：いざ，倫理審査委員会へ　第2版．特定非営利法人健康医療評価機構，東京，2012．
5) 岡本和士，長谷部佳子：看護研究　はじめの一歩：医学書院，東京，2005．
6) http://www.ritsumei.ac.jp/research/ethics/mankind/policy.html/
7) 南　裕子：看護研究の倫理審査体制づくり．看護研究，**34**（2）：13-16，2001．

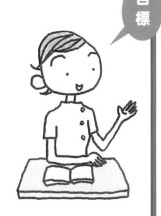

付章 歯科医療倫理を考える うえで必要な行動

到達目標

❶生活行動と保健行動について説明できる.

❷QOL とはどういうことか説明できる.

❸歯科医療における QOL の向上について説明できる.

❹歯科衛生士としての QOL との関わり方について説明できる.

❺保健行動はどのようにして実行されるのか説明できる.

❻歯科衛生士としての生きがいはどのようなことが考えられるか説明できる.

❶ ー医療現場における人の行動

保健行動
健康のあらゆる段階に
みられる健康保持, 回
復や増進を目的として
人々が行うあらゆる行
動を保健行動といいま
す.

　私たちはさまざまな社会環境の中で生活している. それを**生活行動**という. そして, 健康を守るために暴飲暴食をしないとか, 睡眠を十分にとるなどの行動をする. これを**保健行動***という. しかし, 常に保健行動を優先して生活しているわけではない. 生活行動と保健行動とは必ずしも一致しないことが多い. たとえば, 試験前になると睡眠時間を削ってでも勉強をしようとするのは, 勉強という生活行動を優先させ, 睡眠という保健行動を犠牲にしているのである.

　そこで, 医療現場における人の行動特性を, 医療を提供する側（医療従事者）と医療を受ける側（患者）とに分け, その関わりについて考えてみる必要がある. よい医療が成り立つには, 患者と医療従事者の協力が大切である. それは患者ができること（**セルフケア・ホームケア**）と, 医療従事者ができること（**プロフェッショナルケア, キュア**）を互いが理解・納得して, 医療を受ける患者の健康を目指すことである.

　最近では, インフォームド・コンセントが定着し, 患者に主体性をもたせることが望まれている. これまで医療従事者に委ねていた治療法の選択を患者自らが行う必要が出てきている. しかし, 患者は自分の健康問題についての専門的知識が十分ではなく, 適切な判断や意思決定ができない場合が多いので, 医療従事者の支援を受

Case Study-8 考えてみよう　気になる口腔内所見

　BさんとCさんは，歯科診療所に勤めている歯科衛生士です．2人ともパートタイマーで勤務日が違うため，滅多に顔を合わせることはありません．また，担当患者が決まっているので，互いの患者を診ることもありません．

　しかし，その日はBさんが体調を崩したので，本来休みであるCさんが代わりに出勤しました．Cさんが患者さんの口腔内の観察を始めると，舌の右側縁に10×15mmくらいの赤い部分があることに気がつきました．患者さんに前からあったのかどうか聞くと，「そういえば，この間来たときに，Bさんが赤いところがあるとは言っていたけれど…」と言いました．

　Cさんは，業務記録を繰り返し見てみましたが，前回の診療日にはそのことについては何も記載がありませんでした．

　Cさんは，どのように対応したらよいのでしょうか．

・最初は誰に報告したらよいのでしょうか？

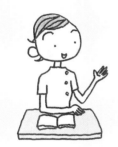

けることになる．

1．健康（健全）と病気の基本概念の理解

　"病人というのは単に身体的内部の客観的な事件ではなく，個々の患者の身体的・社会的・精神的な統合体が病気によって支配されている状態をいうのである．それを逆転させて病気を支配するためには，自らの状態を認知する必要が前提となる[1]"と中川は述べている．

　WHO（世界保健機関）の憲章では，「健康は肉体的，精神的ならびに社会的に完全に良好な状態であって，単に疾病がないとか，虚弱でないということだけではない」と定義している．一般的に，健康なときは自分の身体について意識することは少なく，健康を当然のことと思いがちである．しかし，ふだんから自分の健康状態を客観的に認知できれば，軽い症状のうちに早期発見・早期治療が可能になる．

歯科疾患の多くはう蝕と歯周病であるが，進行すると口腔機能の障害を引き起こす歯の喪失につながる．

う蝕は，一度罹患すると，若干の再石灰化は望めても欠損した硬組織の再生は不可能である．そのため金属やプラスチック材料で歯を修復することが必要になる．う蝕が再発すれば，さらに大きく切削することになり，当然ながら修復物も大きくなるという悪循環に陥ってしまい，ついには歯を失う結果になる．

また，同様に歯周病で失った歯周組織である歯槽骨やセメント質の再生も完全には望めない．生体の自然治癒能力が高められなければ，完全治癒が可能な疾患であるとはいえない．そのため，治療後の専門家による継続的な管理が予後の良否に関わってくる．しかし，患者が歯科衛生士から **PTC**（professional tooth cleaning）などのプロフェッショナルケアを受けるのは，多くて年に数回と限度があるので，日常的に行うセルフケア（ホームケア）の良し悪しが重要になってくる．

したがって，患者は医療従事者に健康管理を依存するのではなく，自分の健康は自分で守るという自立の意識が必要になる．

1）QOL とは

今日の医療は**先端医療**＊など高度化が進み，医療におけるさまざまなニーズも満たされてきた．しかし，医療の質については，まだ満足できるまでには至っていない．最近では，人々の医療の質に対する関心や自分の健康，病気に対する意識が高くなり，また個々のニーズも多様化してきている．医療の質を高めるためには，患者それぞれに適した医療サービスの提供が必要になる．

QOL は日本語に直訳すると「生命・生存の質」ということになるが，一般的には**生活の質**と訳すことができる．医療における QOL は，たとえば，末期がん患者が残された日々をどのように生活していくかということなどにその基本をみることができる．すなわち，末期がん患者では延命治療による生命の長さという量（quantity）だけではなく，がん性疼痛などの苦痛をどのように軽減するか，充実した日々をどのように過ごすことができるかという**生命の質**（quality）が，治療を行ううえで問われている（いわゆるターミナルケア：終末期医療）．

ここで注意しなければならないのは，医療従事者が考える QOL は，医療技術などの質にとらわれやすく，医療従事者の専門分野に視点がいきやすいことである．医療従事者がよいと思うことが，必ずしも患者の考える医療の質にはならないということである．

患者は，それぞれ異なった生き方や考え方をもっており，周りの意見などによってそれを簡単に変えられるものではない．したがって，**医療従事者**は患者がどうしたいのか，どう生きたいのかを一緒に考え支援していく必要がある．

歯科医療においても，健康とはどういうことであるかを吟味することが必要である．良質の歯科医療サービスの提供には，**インフォームド・コンセント**（3章参照）を正しく理解することが重要であるのはいうまでもない．

先端医療
医用工学が発展し，病気の診断，治療に種々の機器が用いられています．たとえば，CT（コンピュータ断層法），MRI（磁気共鳴画像法），超音波診断法などの診断機器があります．また，臓器移植や遺伝子治療など新しい治療技術も開発されています．これらをまとめて先端医療といいます．

2）QOL の向上を目指した医療

QOL の向上を目指した医療では，患者の日常生活を十分に把握したうえで，どのような医療が患者に満足を与えることができるかを知る必要がある．たとえば，老人クラブなどで歌うときに義歯が落ちて困っている患者，笛を吹くので前歯の出具合が気になると来院した患者，見えると困るので金属材料は使わないでほしいという時代劇俳優の患者などさまざまである．このように生きがいである趣味や仕事に支障を及ぼすような治療方法は選択できないのである．

患者自身の生命・生存の質を上げるために医療従事者ができることは，医療従事者が「患者のため」を考えるのではなく，あくまでも患者自らが考えるのを支援することである．そして，そのための専門的知識や技術を患者に提供するのが医療従事者なのである．したがって，医療従事者は，患者の生きがいや生活環境などを理解できるような関わり方を学んでいくことが重要である．

たとえば，高齢者が長年築きあげてきた生活の基盤である自宅での介護を望んでいるのに，施設や病院へ行くように勧めることができるだろうか．医療従事者にとっては，医療設備やスタッフが整った環境のほうがよいと思うのは当然であるが，患者の QOL は，医療的側面よりも精神的側面に重みがあることを理解する必要がある．

そのためにも医療従事者は，患者を理解するためのコミュニケーション技術を習得する必要がある．また，医療従事者自身の自己理解なくしては，QOL を支援することはできないのである．すなわち，どういう目的や目標をもって医療に携わっているかを医療従事者自身が認識することが大切である．「患者のためにこうしてあげたい」ではなく，「患者は何をしてほしいのか」を考えることが重要なのである．

3）QOL と ADL との関わり

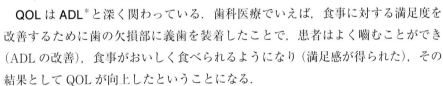

QOL は ADL*と深く関わっている．歯科医療でいえば，食事に対する満足度を改善するために歯の欠損部に義歯を装着したことで，患者はよく噛むことができ（ADL の改善），食事がおいしく食べられるようになり（満足感が得られた），その結果として QOL が向上したということになる．

4）歯科医療現場での QOL のとらえかた

患者にとっての QOL を考えるときに大事なことは，**健康**についての考え方である．健康とは身体的，精神（心理）的，社会的にもよい状態にあるということである．したがって，歯科医療従事者としては，口腔を通じて患者の健康にどのように関われるかを知っておく必要がある．

口腔は，食物を摂取し咀嚼した後に，咽頭を経て嚥下するまでの機能を司っている．食事をすることは，人間の基本的欲求である食欲を満たし，体内に栄養を摂取して生命を維持することである．また，歯ごたえや味覚を楽しむことで精神的な満

ADL（Activities of daily living）
日常生活動作のこと．患者の機能が医療によってどのくらい改善したかどうかを評価するものです．

足も得られる．そして，互いの意思の伝達に必要な言語的コミュニケーションである発音・発声機能も司っている．さらに，対人関係に重要な役割を及ぼす審美的要素や，鼻炎などで鼻呼吸ができないときに補助的な口呼吸の通路として用いられるなど，重要な役割をもっていることを認識しなければならない．患者が口腔状態をどのように思っているのか，何を望んでいるのか，生きがいや楽しみは何なのかを医療従事者は知っておく必要がある．

　歯科疾患で口腔機能に支障が生じたとき，患者にどのような不都合が生じているかを知らなければならない．そして，それによって社会生活（家族，会社など）に支障が出ているか，趣味や余暇活動に支障や不安がないかなどを明確にすれば，歯科医療サービスの提供がしやすくなる．治療の成功には，医療従事者ができることと患者ができることを互いに認識し，協力して行うことが重要である．

　医療従事者と患者の協力の例をあげてみると，たとえば，頸部リンパ腫で放射線治療を受けた患者は，後遺症で唾液の分泌が少なく口腔が渇きがちである．口腔内にはクラウンやブリッジなどの補綴物が多く，口腔清掃も難しい状況である．歯頸部には着色を認める部位もあり，う蝕になるのではないかと不安感をもっている．会話中にも口が渇き，話しにくくなったり，歯肉を傷つけやすいので，患者としては水分補給や歯磨き（ブラッシング）にも大変気をつけている．う蝕予防としても，フッ化物配合歯磨剤の使用や砂糖を含む飲食物を控えるなどに注意している．そして，医療従事者は定期的に口腔内の検査をし，プロフェッショナルケアやフッ化物歯面塗布を行い，協力して健康を維持している．

5）口腔機能と QOL

　私たちは食事を自分の好みで選ぶことができる．しかし，要介護高齢者*は自分の思うように食事をすることが困難になることがある．また，咀嚼がうまくできなくなると普通食からきざみ食，ミキサー食から流動食に変化し，ついには経管での栄養補給（経管栄養*）になることもある．栄養源は変わらないとしても，食事に対する思いには大きな違いが生じることは理解できると思う．噛みごたえがなく，色も形も違う単なる塊としての食物は，はたして食事といえるだろうか．そこでは，四季折々の食事の楽しみや行事にまつわる伝統的な食文化などは，消失してしまっている．しかし，そのような中でも人間としての尊厳を保ち，可能な限り自分で咀嚼・嚥下し，生きていけるような支援が必要になる．そのため，歯科医療が QOL に果たす役割は非常に重要になってきている．

　在宅高齢者の口腔のケアは，食事介助や排泄介助と同様に，生活に欠かせないものである．口腔のケアの目的は，次のとおりである．

①口腔細菌の増殖を抑制し，う蝕や歯周病を予防する．同時に口腔内細菌が原因の肺炎などからの感染予防をする．

②義歯を清掃し，口腔内を清潔に保つ．

③歯肉や粘膜を刺激することで血行を促進する．さらに唾液腺をマッサージするこ

要介護高齢者
入浴，排泄，食事などの日常生活行動に対する介護が常時必要な65歳以上の高齢者のこと．

経管栄養
チューブを用い，経口（口を経由）や経鼻（鼻を経由）あるいは胃瘻を通じて直接胃に栄養補給をすること．

とで唾液の分泌を促して口腔内の自浄作用を高め，口腔の乾燥を防ぐ.

④嚥下障害のある患者に機能訓練をすることで，食欲を増進させる.

⑤口腔内を清潔し，口臭をなくすことで，患者が爽快感を得られる.

　このように，寝たきりの人でも口腔内環境をよい状態に維持することで，患者の QOL が向上することになる.

2. コンプライアンス行動
─医療従事者の指示を患者が正しく守ること

自己抑制型行動特性
自分の気持ちや欲求よりも他者に認められることを優先し，他者からの肯定的な評価を得ようとする行動と定義されています.

パターナリズム
1 章に示されているように，「(父) 親のわが子に対する深い思いやりの態度」のことをいいます. もともと，医師は患者に対してそうした思いやりをもって接するべきであるという基本的態度でした. しかし，それが時とともに患者はただ医師の指示に従っていればよいという悪い方向に変化してしまいました.

　医療従事者が患者の健康のために必要であると考え，「この薬は毎食後に 5 日間服用してください」という指示を，患者が正しく守ることを**コンプライアンス行動**という. 逆に，指示したのに患者が勝手に判断し服用を中止したりする場合を**ノンコンプライアンス行動**という.

　医療従事者が勧めたことを患者が自分のこととして納得していれば，勝手に服用を中断したりはしない. ノンコンプライアンス行動は，医療従事者の指示や指導に対して患者が自分の意見を抑えてしまうという**自己抑制型行動特性**[*]（**イイコ行動特性**）[2]（p.59 参照）と関係していると思われる. つまり，医療従事者の言っていることを理解し納得しているのではなく，その場しのぎに「ただ聞いている」だけなのである. これでは保健行動には結びつかない. 医療従事者がいくら一生懸命に患者指導をしても，歯肉の炎症が改善しない場合は，この行動特性が原因である可能性がある. 慢性疾患のように自己管理が治療の予後に影響する場合は，医療従事者の指示に納得しているか否かの見極めが重要になってくる.

3. お任せ医療

　歯科医療においても，専門的知識をもっている歯科医師に任せておけば，患者にとってよいようにしてくれるだろうという「お任せ医療」という考え方がある. これは温情的な父権主義である**パターナリズム**[*]が影響しており，上下的関係で表される親と子，教師と生徒の場合でも同じことが考えられる.

　しかし，このような考え方は，患者を医療従事者の指示に従うよい患者と従わない悪い患者とに区別し，患者の**自己決定**能力を抑制してしまうので注意が必要である. 患者に「口腔状態は自分の身体のことだから，遠慮しないで聞いてください」というような姿勢をとることが医療従事者には必要である. 患者から「何を聞かれるのかな」とか，「知らないことを聞かれたらどうしよう」などと恐れる必要はなく，自分が知らなければ調べて伝えればよいと考えるくらいの意志をもつことが大切である.

　患者の訴えや気持ちを理解することによって，患者が何を望んでいるのか，医療従事者として何ができるのかを明確にすることができ，治療計画をつくることがで

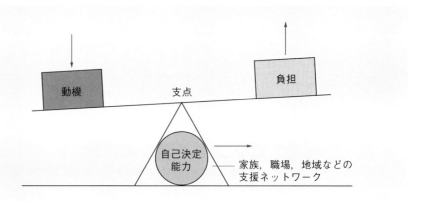

図付 - 1　保健行動のシーソーモデル (宗像，1978)[3]
健康を増進させる行動（保健行動）の実行に関連する要素は，動機，負担，自己決定能力，社会的支援の4つです．人はシーソーの支点を自らの力で移動することができ，動機と負担を調整できるという説に基づいています．

きる．

　歯科治療では来院回数が比較的多くなる．したがって，患者が継続的に自主的に来院するようになるには，来院した結果「楽になった」，「これで噛めそうだ」，「すっきりした」などという気持ちを患者自身に体験してもらうことが重要である．

4.　保健行動における動機と負担

　身体の具合が悪いと感じたときに，人にはもう少し様子をみようとか，まだ大丈夫だから市販の薬を飲んで我慢しようとすることがある．しかし，症状が悪化してくると，医療機関を受診しようとする動機が強められる．人が保健行動を起こすには，**動機**が強化されることが必要である．たとえば，自覚症状として歯が冷水にしみる場合，最初は我慢している．歯科診療所を受診するには仕事を休まなくてはならないという負担の軽減，家族や職場の人の「早く行ったほうがいいよ」などの支援，さらには自分自身の「受診しよう」という強い決意によってシーソーの支点が右方向に動く．その結果，シーソーが左方向へ傾いたときに保健行動は実行されやすくなる（**図付 - 1**）．

　歯周病の受診行動が遅れてしまうのは，通常，歯周病の進行が緩やかで痛みなどの自覚症状が少なく，来院動機が高まらないからである．しかし，急性う蝕のように激しい痛みを伴う疾患であれば，我慢できずに受診行動が起こる．また，う蝕の罹患率が高い患者は，歯科医療を受診する機会が増えるので，早期に歯周病も歯科医療従事者に把握されやすいともいえる．

❷ー患者の行動

　あなたがはじめての医療機関にいったとき，どのような気持ちになったか思い出してみよう．「どうなるのかな」という不安感が強かったのではないだろうか．「歯が痛い」という訴えで来院した患者は，痛みをとってもらいたい，親切に対応してもらいたいなどの期待をもっている．しかし，過去の経験から，自分の期待どおりにいかないのではないかという**不安感**も同時にもっている．

　その不安感にも個々の違いがあり，それを推察することは大変難しい．そのうえ，患者は医療従事者に気になっていることを伝えようとするが，自分の言いたいことを整理して話すにはかなりの努力を必要とする．また，初対面のために最初から本音で話せないこともある．やはり回を重ねて，医療従事者が自分のことを理解してくれているという安心感や信頼感をもてないと，心は開けないものである．患者が自分の口を開けてみせることや，義歯を外した顔の状態に恥ずかしさを感じる場合が多いことを十分理解しておくことも大切である（**図付-2**）．

1．自己抑制型行動特性（イイコ行動特性）(表付-1)

　日本人は人の顔色や言動を気にして，思っていることを口に出せない**自己抑制型行動特性（イイコ行動特性）**が高いといわれている．そのような人は，自分の本音の気持ちを抑えてでも周りの人に気に入られようとして，医療従事者の指示に従い，お任せ医療になる関係をつくりやすい．しかし，任せた結果に満足できないと，医療従事者に対する不満が生じる．

　過去に，他の医療機関でインフォームド・コンセントが十分でないまま処置を受け，「歯を抜かれた」，「高い料金を取られた」などという思いや，医療従事者に「こんなにほうっておいて」と怒られたり，「汚い歯ね」などと心が傷つけられたことで，歯科医療に対する不信感をもっていることもある．

　つまり，過去の未解決な問題や歯科的**心的外傷**＊（**トラウマ**）を現在まで引きずっていることがある．したがって，患者の受診経験や現在の気持ちを理解しないで治療や指導に移ることは，個別の対応をしていないことと同じである．疾患には注目していても患者を人としてみていないことになるのである．

　患者は，自覚症状が発現することで，自分が健康ではなく病的な状態になっていることを自覚して，はじめて行動を起こす．これは動機と負担のシーソーモデル（**図付-1**）のところで説明したが，同時に社会の流行によっても動機が高まる．

　最近では美白が流行し，歯科界でも白い歯を求める患者にこたえる風潮が高まっている．しかし，歯の色は本来真っ白ではなく，象牙質を反映した色であり，個人差がある．医療従事者が社会の流行を認識していることは大切であるが，専門家としての正しい認識が同時に必要になる．

　歯科衛生士学校・養成所では，昼食後に歯磨きをしている人はほぼ100％といえ

心的外傷（Psychic trauma）
過去にとった行動で生じた怒り，悲しみ，恐怖などの強い情動に適切な対処ができず，無意識下にそれらの情動が抑圧されている状態をさします．同じ体験をしても，外傷になるかどうかは個人の感受性によって異なります．

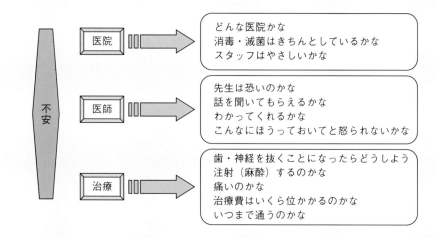

図付-2　不安を起こしている事柄の種類[4]

表付-1　自己抑制型行動特性（イイコ行動特性）尺度（宗像, 1991）

①人から気に入られたいと思うほうである.
②自分にとって重要な人には自分のことをわかって欲しいと思う.
③人を批判するのは悪いと感じるほうである.
④自分の考え方を通そうとするほうではない.
⑤つらいことがあっても我慢するほうである.
⑥人の顔色や言動が気になるほうである.
⑦自分の感情を抑えてしまうほうである.
⑧思っていることを安易に口に出せない.
⑨自分らしさがないような気がする.
⑩人の期待に沿うよう努力するほうである.
　質問項目に対し，「いつもそうである」（2点），「まあそうである」（1点），「そうではない」（0点）を加算して，指標とした尺度で6点以下は自己抑制傾向が弱く，7〜10点は中程度，11〜14点はやや強い，15点以上はかなり強い自己抑制傾向を示す.

る．しかし，中学校や高等学校のときに昼食後の歯磨き習慣があった人は少ないのではないだろうか．この変化は専門教育によって**口腔保健に対する意識**が高まったとも考えられる．しかし，学校という社会の中で皆が実行していることや実行していないことが規範となっているとも考えられる．これも行動特性の1つなのである.

2. 保健指導の考え方

　セルフケアの必要なう蝕予防や歯周病の管理などでは，医療従事者の目の届かない食事や喫煙などの生活習慣が，健康管理や治療の予後に重要な関わりをもっている．歯磨き指導を何回も受けているのに，実際の口腔内は清潔ではないという患者もいる．この場合，**コンプライアンス行動**に結びついていないのか，磨いているつもりなのに実は効果的でないのかの判断が必要である.

　すなわち，保健行動として歯磨きはしているのに，結果として口腔状況が改善し

ない患者は，意欲はあるのだから技術的な側面から支援すればよい．しかし，最初から興味を示さない患者もいる．その場合，相手が求めていないものを支援しても拒否反応を示し，**保健行動**は起こらない．医療従事者は，患者の機が熟すのを気長に待つ姿勢が大切である．反対に重大な健康問題に関わる場合には，患者に慎重かつ積極的に関わっていく姿勢が必要になる．

　保健指導を個別に行うときは，集団指導のようにすべての患者に同じ説明をしても効果は期待できない．患者が何を必要としているのか，何を知りたいのかがわからなければ必要な情報を提供することができない．この場合，すべての患者に関わるような一般的な口腔の健康に関する情報提供とは，分けて考えることが重要である．また，集団に対するときでも参加者のニーズをあらかじめ把握しておくと，保健指導が効果的なものになる．

Case Study-9 考えてみよう ▶ 患者の依頼内容

　55歳の男性が「口の掃除をお願いしたい」と，歯科診療所を訪れました．診査終了後，歯科医師が「下の前歯の裏に歯石がついているので，お口のお掃除と一緒に歯石も取っておきましょう」と患者さんに話し，歯科衛生士のDさんに，口腔清掃と下顎前歯部の歯石除去を指示しました．Dさんは歯周ポケット測定後，下顎前歯部舌側面の歯石をスケーラーで取りました．その後，歯面研磨をしている最中，患者さんは時々顔をしかめていました．スケーリング・歯面研磨・洗浄を終え，患者さんに洗口を指示し，「いかがですか．さっぱりしたでしょう？」と尋ねたところ，患者さんは「口の掃除はお願いしたけれど，歯がしみるようにしてくれとは言わなかった」と不満そうです．

　Dさんはどのようにすればよかったのでしょうか．

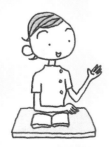

・歯科医師からの指示を受けた後，患者さん
　に対して，事前説明をしましたか？

3. セカンド・オピニオン

　口腔の腫瘍などの手術で，処置方針などの重要な決定があるとき，自分1人では決心がつかない患者が多い．通常は，専門家である医療従事者から説明された内容について家族や親しい友人に相談することになる．しかし，専門家ではないので本質的な相談にはならない．そのときほかの医療従事者に患者が相談するという考え方（**セカンド・オピニオン**，p.41 参照）があれば，患者の自己決定はしやすくなる．

4. 自己決定の支援

　患者の中には自己決定するより，「先生がよいと思う方法でお願いします」とか，「すべてお任せします」と言う人がいる．インフォームド・コンセントが正しく行われていて，患者が結果について納得していればよい．しかし，結果が悪かった場合に，その結果に至るプロセスをみないで抗議をする人がいる．これは主体的に**自己決定**できない日本人特有のものでもある．人の気持ちを察することを「よし」とした文化と，自己主張を「尊し」としている欧米文化との違いではあるが，インフォームド・コンセントのあり方を十分に理解していない医療従事者側にも問題のある場合がある．

　医療従事者が患者にとってよいと思って勧めたことでも，断わられることも十分ありうる．医療従事者は言うべきことをはっきり言い，そのうえで相手の権利も尊重することが大切である．すなわち，人に自分の思いを伝えたとき，「イエス」，「ノー」の権利は相手にあるということを踏まえた自己表現ができることが大切である．

　たとえば，抜歯は患者にとって喪失感につながり，なかなか受け入れがたいことである．そして「抜歯後の欠損部は固定式のブリッジにするのは無理だから，入れ歯になりますよ」ということも，患者にとってショックな出来事である．“入れ歯（義歯）の使用＝高齢者”と思っている患者もいる．

　可撤性義歯を装着せざるを得ない状態であることを受け入れるか否かは，患者自身の決定によらなければならない．

　もし，患者が納得できない場合には，そのためのインフォームド・コンセントが重要となる．そして治療方針については，**インフォームド・チョイス**（p.40 参照）という考え方になる．

5. 病状と心理的要因

　たとえば，患者は「舌が少し荒れていて，気になって診てもらったが，いつも何ともないと言われてしまう」と訴えている．このような場合には，舌に異常は認められなくても，患者の話を受け入れ，患者の気持ちに焦点をあてて聴いてみる必要

がある（カウンセリング的な対応）．それによって，患者の訴えの背後に実は同僚に舌がんの人がいて，自分もそうなったら怖いという気持ちが隠されていることがわかる場合がある．

　高齢者の中には，何度も同じことを言う人がいる．それは過去に経験した強い印象を誰かに伝えたいと思っているからである．人は誰かに自分のことをわかってもらいたいと思っている．すべての人に理解してもらうことは無理であるが，自分が信頼できる人にわかってもらえることは嬉しいものである．

　患者が何度も同じことを話すときは，歯科衛生士としては共感的に聴くべきだろう．**共感的に聴く**というのは，その人に合わせて相槌を打ったり，促したり，同じ言葉を繰り返したりすることで，患者と同じような気持ちを感じることである．医療従事者が患者に自分の気持ちを伝えることも必要であるが，まず患者の気持ちを理解しようとすることから始めることが大切である．

❸ー歯科医療従事者の行動

　医療従事者は「健康」に対する価値観が高いので，つい患者に自分の価値観を押しつけてしまう場合がある．つまり，医療の専門家として患者を教育しなければならないと考える傾向がある．それは教師が生徒に教えることを職として認識しているのと同様である．

　歯科医療従事者が職業人として真剣に患者のことを考えることは当然である．しかし，患者は自分の口腔の健康問題ではあっても，社会における生活行動が保健行動より優先される場合もある．歯科医療従事者と患者の健康に対する価値観に違いが生じてくることもある．患者にどうしたいのか，患者がどうあってほしいのかを歯科医療従事者は自問し，理解することで，患者を支援する方法をみつけることができる．

1. 歯科医療の特徴

診療録（カルテ）
診療録は診療の記録を記載したものです．カルテ（Karte）とは，ドイツ語でカードを意味します．

　歯科医療従事者は専門教育を受けているため，患者の症状を専門用語（たとえば，う蝕，疼痛，歯肉の発赤，腫脹，出血，排膿，咀嚼障害，食片圧入，審美障害，歯の動揺など）で表現しがちである．また，患者が普段使っている言葉を専門用語に置き換えられて，診療録*に記載されることが日常的に行われている．

　歯科医療従事者間のコミュニケーションの中で問題となるのは，歯科衛生士が歯科医師に患者の訴えを伝えるとき，言語的表現が変わってしまう場合である．患者が「奥歯がズキズキする」と訴えているのに，「臼歯部に強い痛みがある」などの表現に変換されてしまうことがある．ときには，この表現の変化が患者の気持ちとの間にずれを生じさせ，治療に悪影響を与えることがある．

　歯科医療の特徴は，口腔内に過去の治療結果が存在していることである．粘膜な

どの外科的治療の瘢痕は，年月とともに薄くなったり消退する．しかし，修復物や補綴物は年月とともに変色・変質したり，破折や摩耗で劣化してくる．歯科医療従事者は，治療の処置法や自費診療か保険診療かなどによって，患者の生活レベルを判断する傾向がある．外見的要因にとらわれて患者に接すると，患者に対して誤った認識をもちやすいので注意が必要である．

　歯科診療所では時間予約制で診療を行っているので，1人の患者にとれる時間には限りがある．ときには急患が予約時間に割り込んでくることもある．そして，主訴に対する検査や診断，急性症状に対する処置，診療における説明などを限られた時間で行う必要が生じることがある．しかもその中で患者の満足度をあげるには，かなりの努力が必要となる．このようなときに時間配分などのマネジメントをすることも，歯科衛生士にとって重要な仕事の1つである．

2. 必要な情報の整理整頓

　以前の医療従事者は患者との関係をインフォームド・コンセントではなく，**ムンテラ***（ムント・テラピー）という考え方でとらえるのが大半を占めていた．つまり，医療従事者は**一方向的な情報提供**に力を注いでいたのである．しかし，最近では誰でも病名や治療法，最先端技術などをマスメディアの情報やインターネットを利用して調べることができる時代になっている．ときには，患者にとって興味のあることは，医療従事者より詳しい情報をもっている場合もある．

　医療従事者は専門教育を受けており，学問を基盤とした的確な判断を行い，客観的に物事を考えることができる．

　医療従事者が，患者の言いたいことをよく聞くということは，ただ聞くだけでなく，患者が何を知りたいのか，何が重要なのか吟味して，患者の考えを整理して聴くことである．そのうえで患者にとって必要な情報を提供することがとても重要なのである．

ムンテラ
患者やその家族に，病状や診療方法の説明を行うことです．

3. 歯科医療従事者としての生きがい

　歯科医療従事者は，「歯肉をよくしてあげたい」，「う蝕にならないようにしてあげたい」，「いつもあなたの口腔の健康を考えているのよ」という気持ちを患者に押してつけてしまいがちである．しかし，患者の価値観や生きがい，信念を理解することによって，それに沿った支援をすることが必要である．そのことで患者も医療従事者の言葉に耳を傾け，受け入れ，口腔の健康を取り戻すことができるのである．

　歯科衛生士にとって，歯科保健指導や歯科予防処置，歯科診療の補助などの業務を行った際に患者から感謝の気持ちを伝えられることは，とても嬉しいことである．ただ，いつもよい評価を受けるとは限らない．ほかの医療従事者からの評価が気になることもある．そのようなときこそ，自分がどのような目的をもって歯科医

療従事者として患者に関わっていくかをみつめるよい機会になる.

4.　患者へのわかりやすい説明

　患者に指導するときはもちろんのこと，質問に答えるときにもわかりやすい言葉を使わなければならない.　専門教育では，一般用語ではなく歯科医学用語を覚え，使用するように指導されているので，患者への説明のときに無意識に**専門用語**を使ってしまう人がいる.　威厳を保つために難解な専門用語をわざわざ使う必要はない.　どのようにすれば平易な言葉で患者にわかりやすく説明できるかを考えることが大切である.

5.　患者とともに考える

　患者の立場になって考えるということは，なかなか難しいことである.　しかし，患者の日常生活が口腔の状態にどのように関係しているかを理解し，一緒に考えることはできる.　痛みがあると患者が訴えている場合，患者の気になっていることを素直に受け止めることが重要である.　仕事が忙しくて寝る暇もないと言っている人に，夜寝る前に十分な時間をかけて歯磨きをしてほしいと指導しても，ときには無理なこともある.　たとえ歯科医療従事者が患者のためを思って話していることでも，患者の日常生活に受け入れにくいことがあることを考える必要がある.

　たとえば，保存治療が不可能で抜歯しか選択の余地がないとき，抜歯により患者にどのような口腔内の変化を与えるのか，また，それによってどのような気持ちが患者に生じるのかを理解できれば，歯科衛生士としての支援ができるはずである.

参 考 文 献

1) 中川米造：治療法としてのインフォームド・コンセント.　教育と医学，**9**：3，1994.
2) 宗像恒次：医療従事者のメンタルヘルス.　日本医事新報，3918：26，1999.
3) 宗像恒次：最新行動科学からみた健康と病気.　メヂカルフレンド社，東京，1996.
4) 保坂　誠ほか：歯科臨床におけるヘルスカウンセリングの応用―初診時のコミュニケーション―.　千葉県立衛生短期大学紀要，**16**(1)：26，1997.

付 1 その他歯科医療従事者に必要とされること

1. 患者の個人情報の取り扱いについて

Case Study-10 考えてみよう ▶ 入院患者の情報

　私は，自宅近くの総合病院に勤めている歯科衛生士です．

　最近，近所のEさんが肝臓がんで入院してきました．全身麻酔で手術を受けることになりました．手術前に口腔内を清潔にするために，Eさんが歯科の外来へパジャマ姿で降りてきました．私が口腔内のクリーニングを行い，「大丈夫ですよ，お大事に」と声をかけました．次の患者さんは，たまたま近所のFさんでした．待っていたFさんに会話が聞こえてしまったのでしょうか．「今のはEさんよね．Eさんはどうしたの？　入院しているの？」と尋ねられました．「ほかの患者さんのお話はできません」と私が答えると，Fさんは，「Eさんにはいつもお世話になっているので心配なのよ．お見舞いにも行きたいし，お互い近所なんだから．水くさいわね」と言われました．

　どのように答えたらよいのでしょうか．

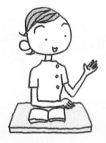

・患者さんの個人情報について，どのように
　対応していますか？

Case Study-11 考えてみよう　電車の中での会話

　大学附属の歯科衛生士専門学校に通うGさんは，附属病院の口腔外科外来で口腔がんの患者Hさんの診療を見学しました．手術で広い範囲を切除するということでした．教科書や写真では，口腔がんを見たことがありましたが，実際に目の当たりにするとかなり衝撃的でした．

　一緒に見学していたIさんと帰りの電車の中でその話になりました．

　「顎骨がほとんどなくなっちゃうなんて大変だよねぇ」

　「Hさんって●●会社の部長で働き盛りだし，小さい子どもも2人いるらしいよ．どうするんだろう」

　「顎義歯を装着することになるんだろうなぁ」

　「口の中がぐちゃぐちゃですごく痛そうだったね…」

　ついつい声も大きくなっていたようで，気がつくと，目の前に座っている乗客がGさんとIさんをじっと見つめていました．

　　　（「2013年度版　よき歯科医師になるための20の質問　倫理的検討事例集」より改変）

　　　　　　　　　　　　　　・誰の何が問題だったのでしょうか．

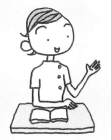

Case Study·12 考えてみよう　LINE の書き込み

　J さんは歯科衛生士専門学校の 2 年生で，学外の歯科診療所に臨床実習に行っています．臨床実習最終日に，院長先生が歯周外科治療をしているのを見学させてもらいました．歯周外科治療終了後，院長先生に「カルテを拝見してもいいですか？」と尋ねたら，「もちろんいいですよ」と了承をもらいました．実習が終わって学校に戻ったら，見学した処置についてレポートを提出しなければならなかったので，スマートフォンでカルテの内容を撮影して，自分のパソコンに転送しました．また，珍しい歯周外科治療だったので，クラスの友達にも教えてあげようと，帰宅途中の電車の中で，LINE に書き込みをしました．

　J さんのとった行動について，あなたはどのように考えますか？

・どの部分に，どのような問題がありますか？

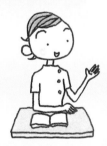

Case Study-13 考えてみよう　学生実習のスケジュール表の貼り出し

　病院内の通路に，学生同士の連絡のために学生実習のスケジュール表が，貼り出されていたことがありました．スケジュール表には，患者氏名や予約時間などが書かれていました．患者さんも通る通路だったので，問題になり，貼り出した学生は叱られ，スケジュール表は撤去されました．学生同士の連絡には便利だし，患者氏名と予約時間だけしか記入されていないスケジュール表なのに，そんなにいけないことなのでしょうか．

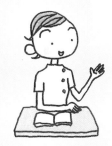

・個々の患者さんの個人情報の取り扱いについて考えてみましょう．

【解説】

　医療従事者には守秘義務があります．医療における守秘義務とは，「医療者・患者関係において知り得た患者に関する秘密を他に漏洩してはならないという義務」のことです．これは，医療関係者が患者の秘密を漏洩するおそれがあると，患者が安心して情報を提供できなくなり，結果として有効・適切な医療が行われなくなることから，患者の医療関係者に対する信頼を確保することを目的としています．

　法的には，歯科衛生士は歯科衛生士法（第13条の五）に規定されており，「正当な理由がなく，業務上知り得た人の秘密を漏らしてはならない．また，歯科衛生士でなくなった後においても同様」と示されています．

2. 著作権について

Case Study-14 考えてみよう ▶ PDF ファイルの共有

歯科衛生士専門学校に入学しました.

授業で『歯科医療倫理学』の教科書を使うので,来月までに購入しておくように先生に言われました.でも,先輩が教科書を PDF ファイルにしていると聞いたので,買おうかどうか迷っています.先輩から PDF ファイルをもらって,みんなにもあげたら喜ばれるかな！

・著作権法という法律があることを知っていますか？

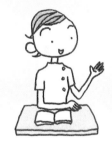

【解説】

　文章,イラスト,写真や講演など,私たちが日々創作するものは,そのほとんどが「著作物」であり,著作権法という法律によって定められた権利（著作権）によって保護されています.

　著作権とは,著作物を独占的に使用することができる権利であり,複製権,公衆送信権（送信可能化権を含む）,譲渡権,貸与権など,複数の権利によって構成されています.そして,原則として著作権者以外は,この権利を利用することができません.言い換えれば,著作権者に無断で著作物をコピーしたり,スキャンしたり,インターネットにアップロードしたり,販売したり,レンタルしたりすることはできないということです.無断で著作物を利用することは著作権侵害であり,損害賠償責任を負うほか,刑事罰を科されることもあるため,注意が必要です.

　教科書も,れっきとした著作物です.無断で PDF にすることは,著作権法で認められる限られた場合（「私的使用」目的の複製など）を除き著作権侵害ですし,先輩から譲り受けた PDF をさらに同級生に配布する行為も,著作権侵害となる可能性があります.

　医学・医療の世界は,先人のたゆまぬ努力のうえに発展を続けています.その大切な成果である著作物に敬意を払いながら,著作権法という公のルールはもちろんのこと,マナーを守って使用するようにしましょう.

3. 医療従事者個人名をあげた臨床での問題について

Case Study-15 考えてみよう ▶ 卒業生の名前を出す教師

　学校の授業で，先生はよく卒業生の名前を出して就職先の話しをします．先日も，スケーラーのシャープニングができていないことを話題にあげました．「卒業生のKさんは，シャープニングをしないで，エッジのないスケーラーのままでスケーリングをしているそうですよ．シャープニングできていないスケーラーを使うと術者が疲れるだけでなく，患者さんにも不快感を与えてしまいます．患者さんには，わからないかもしれないけれど，自分が患者だったらこんな歯科衛生士さんに担当してもらいたくないわよね？　だから学生のうちにシャープニングの技術をしっかりと身につけましょうね」と話していました．

　よく知っている先輩なので，どのようにとらえたらよいのかわかりません．

・卒業生の名前を出して，失敗事例を話す
　ことを，どのようにとらえますか？

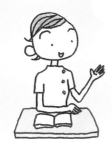

4. 臨床実習での身だしなみの意義について

Case Study-16 考えてみよう　茶色の髪の毛

　私の学校では，黒い髪にしないと，臨床実習に出られません．私は黒い髪が嫌で明るい茶色にしているので，毎朝，スプレーで髪を一時的に黒色に染めて臨床実習に出ています．でも，朝寝坊したときは，染める時間がないので，染めずにそのまま臨床実習に出てしまっています．臨床実習先である歯科診療所には，学校の先生はほとんどチェックに来ないから見つからないし，歯科医師の先生も茶色に髪を染めているから大丈夫だと思っています．別に患者さんに迷惑になることはしていないからいいですよね．

・いろいろな患者さんが来院しますが，
　そのことについて配慮していますか？

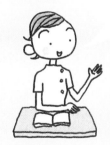

参 考 文 献

1）日本歯科医学教育学会 倫理・プロフェッショナリズム教育委員会：2013年度版 よき歯科医師になるための20の質問 倫理的検討事例集．日本歯科医学教育学会，2013.

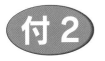

付2 医療倫理に関連する規範と法令

Ⅰ．医師の職業倫理に関する宣言等

1．「ヒポクラテスの誓い」〔厚生省健康政策局医事課編：生命と倫理について考える—生命と倫理に関する懇談報告．医学書院，東京，第1版，1985，297.〕

医神アポロン，アスクレピオス，ヒギエイア，パナケイアおよびすべての男神と女神に誓う．私の能力と判断に従ってこの誓いと約束を守ることを．この術を私に教えた人をわが親のごとく敬い，わが財を分かって，その必要あるとき助ける．その子孫を私自身の兄弟のごとくみて，彼らが学ぶことを欲すれば報酬なしにこの術を教える．そして書き物や講義その他あらゆる方法で，私のもつ医術の知識をわが息子，わが師の息子，また医の規則に基づき約束と誓いで結ばれている弟子どもに分かち与え，それ以外の誰にも与えない．私は能力と判断の限り患者に利益すると思う養生法をとり，悪くて有害と知る方法を決してとらない．

頼まれても死に導くような薬を与えない．それを覚らせることもしない．同様に婦人を流産に導く道具を与えない．

純粋と神聖をもってわが生涯を貫き，わが術を行う．結石を切りだすことは神かけてしない．それを業とするものに任せる．

いかなる患家を訪れるときも，それはただ病者を利益するためであり，あらゆる勝手な戯れや堕落の行いを避ける．女と男，自由人と奴隷の違いを考慮しない．医に関すると否とにかかわらず他人の生活についての秘密を守る．

この誓いを守り続ける限り，私は，いつも医術の実施を楽しみつつ生きてすべての人から尊敬されるであろう．もしもこの誓いを破るならば，その反対の運命をたまわりたい．

2．世界医師会「ジュネーブ宣言」(1948年，スイス，ジュネーブにおける第2回総会で採択，1968年，1983年，1994年，2005年，2006年，2017年修正)

医師の誓い

医師の一人として，
私は，人類への奉仕に自分の人生を捧げることを厳粛に誓う．
私の患者の健康と安寧を私の第一の関心事とする．
私は，私の患者のオートノミーと尊厳を尊重する．
私は，人命を最大限に尊重し続ける．
私は，私の医師としての職責と患者との間に，年齢，疾病もしくは障害，信条，民族的起源，ジェンダー，国籍，所属政治団体，人種，性的志向，社会的地位あるいはその他いかなる要因でも，そのようなことに対する配慮が介在することを容認しない．
私は，私への信頼のゆえに知り得た患者の秘密を，たとえその死後においても尊重する．
私は，良心と尊厳をもって，そして good medical practice に従って，私の専門職を実践する．
私は，医師の名誉と高貴なる伝統を育む．
私は，私の教師，同僚，および学生に，当然受けるべきである尊厳と感謝の念を捧げる．
私は，患者の利益と医療の進歩のため私の医学的知識を共有する．
私は，最高水準の医療を提供するために，私自身の健康，安寧および能力に専心する．
私は，たとえ脅迫の下であっても，人権や国民の自由を犯すために，自分の医学的知識を利用することはしない．
私は，自由と名誉にかけてこれらのことを厳粛に誓う．

(日本医師会訳)

3．世界医師会「医の倫理の国際綱領」(1949年，イギリス，ロンドンにおける第3回総会で採択．1968年，1983年，2006年修正)．

医師の一般的な義務

・医師は，常に何ものにも左右されることなくその専門職としての判断を行い，専門職としての行為の最高の水準を維持しなければならない．
・医師は，判断能力を有する患者の，治療を受けるか拒否するかを決める権利を尊重しなければならない．
・医師は，その専門職としての判断を行うにあたり，その判断は個人的利益や，不当な差別によって左右されてはならない．

・医師は，人間の尊厳に対する共感と尊敬の念をもって，十分な専門的・道徳的独立性により，適切な医療の提供に献身すべきである．
・医師は，患者や同僚医師を誠実に扱い，倫理に反する医療を行ったり，能力に欠陥があったり，詐欺やごまかしを働いている医師を適切な機関に通報すべきである．
・医師は，患者を紹介したり，特定の医薬製品を処方したりするだけのために金銭的利益やその他報奨金を受け取ってはならない．
・医師は，患者，同僚医師，他の医療従事者の権利および意向を尊重すべきである．
・医師は，公衆の教育という重要な役割を認識すべきだが，発見や新しい技術や，非専門的手段による治療の公表に関しては，十分慎重に行うべきである．
・医師は，自らが検証したものについてのみ，保証すべきである．
・医師は，患者や地域社会のために医療資源を最善の方法で活用しなければならない．
・精神的または身体的な疾患を抱える医師は，適切な治療を求めるべきである．
・医師は，地域および国の倫理綱領を尊重しなければならない．

患者に対する医師の義務

・医師は，常に人命尊重の責務を心に銘記すべきである．
・医師は，医療の提供に際して，患者の最善の利益のために行動すべきである．
・医師は，患者に対して完全な忠誠を尽くし，患者に対してあらゆる科学的手段を用いる義務がある．診療や治療にあたり，自己の能力が及ばないと思うときは，必要な能力のある他の医師に相談または紹介すべきである．
・医師は，守秘義務に関する患者の権利を尊重しなければならない．ただし，患者が同意した場合，または患者や他の者に対して現実に差し迫って危害が及ぶおそれがあり，守秘義務に違反しなければその危険を回避することができない場合は，機密情報を開示することは倫理にかなっている．
・医師は，他の医師が進んで救急医療を行うことができないと確信する場合には，人道主義の立場から救急医療を行うべきである．
・医師は，ある第三者の代理として行動する場合，患者が医師の立場を確実にまた十分に理解できるよう努めなければならない．
・医師は，現在診療している患者と性的関係，または虐待的・搾取的な関係をもってはならない．

同僚医師に対する義務

・医師は，自分が同僚医師にとってもらいたいのと同じような態度を，同僚医師に対してとるべきである．
・医師は，患者を誘致する目的で，同僚医師が築いている患者と医師の関係を損なってはならない．
・医師は，医療上必要な場合は，同じ患者の治療に関与している同僚医師と話し合わなければならない．この話し合いの際は，患者に対する守秘義務を尊重し，必要な情報に限定すべきである．

（日本医師会訳）

4．日本医師会「医の倫理綱領」（2000年第102回定例代議員会で採択）〔日医雑誌，123（6）：813～822，2000．〕

医学および医療は，病める人の治療はもとより，人びとの健康の維持もしくは増進を図るもので，医師は責任の重大性を認識し，人類愛を基にすべての人に奉仕するものである．
1．医師は生涯学習の精神を保ち，つねに医学の知識と技術の習得に努めるとともに，その進歩・発展に尽くす．
2．医師はこの職業の尊厳と責任を自覚し，教養を深め，人格を高めるように心掛ける．
3．医師は医療を受ける人びとの人格を尊重し，やさしい心で接するとともに，医療内容についてよく説明し，信頼を得るように努める．
4．医師は互いに尊敬し，医療関係者と協力して医療に尽くす．
5．医師は医療の公共性を重んじ，医療を通じて社会の発展に尽くすとともに，法規範の遵守および法秩序の形成に努める．
6．医師は医業にあたって営利を目的としない．

Ⅱ．歯科医師の職業倫理に関する規範

1．世界歯科連盟（FDI）「歯科医療専門職の国際倫理原則」（1997年，韓国，ソウルにおける総会で採択）

以下に掲げる歯科医療専門職の国際倫理原則はすべての歯科医師に対するガイドラインとみなされるべきである．これらのガイドラインに，すべての地域や国の伝統，法律および事情を含めることはできない．

専門職としての歯科医師は

・歯科医療に求められる技能および科学ならびに人道の諸原則に従って業務を行う．

・患者の社会的地位に関わりなく，患者の口腔の健康を守る．

　歯科医師の第一の義務は患者の口腔の健康を守ることである．しかしながら，歯科医師は緊急状態の場合，人道的な理由がある場合または自国の法律に応召義務がある場合を除いて，患者の治療を断る権利を持つ．

・自分が有する能力以上の能力を要する患者については，他の歯科医師に助言を求めたり治療を委ねたりするべきである．

　歯科医師にとって，患者のニーズは何にもまさる関心事であり，自分が有する能力以上の能力を要する患者については，他の歯科医師に助言を求めたり治療を委ねたりするべきである．

・患者および患者の治療に関するあらゆる情報について，職業上の守秘義務を厳守しなければならない．

　歯科医師は，自国の法律によって例外が定められている場合を除いて，すべてのスタッフに患者に対する守秘義務を守らせなければならない．

・歯科医療補助職の業務に対して責任を負うとともに，自国の法律に厳格に従って歯科医療補助職に業務を行わせなければならない．

　歯科医師は患者に実施されるあらゆる診療についてすべての責任を負わなければならず，またいかなる診療も，資格のない者や診療が法的に認められていない者に委ねてはならない．

・職業生活のあらゆる面で倫理的に行動し，職業上の法規を遵守しなければならない．

・継続的に職業上の知識を深め，技能を磨かなければならない．

　歯科医師は，現役期間中，継続的な教育によって職業上の能力を維持し更新する義務を負う．

・口腔の健康増進を支援しなければならない．

　歯科医師は口腔の健康に関する教育に参加し，人々の口腔の健康を改善するための一般に認められた施策を支持し推進しなければならない．

・同僚とスタッフに対して敬意を払わなければならない．

　歯科医師はチームのメンバー全員に対して専門職に相応しい態度で臨み，同僚を職業面で支援し，専門的な見解の相違を尊重しなければならない．

・歯科医療専門職の名声と評価を高めるように行動しなければならない．

（樫　則章訳）

2. 世界歯科連盟（FDI）「歯科医師の基本的な責務と権利」（2007 年，アラブ首長国連邦，ドバイにおける第 26 回総会で採択）

　歯科医師には広範な責務があるが，それは法的義務に限らない．歯科医師には，患者，社会および歯科医療専門職の理念に対する責任に由来する倫理的な義務もある．この声明は歯科医師の法的責務について論じようとするものではなく，倫理的な責務に焦点を当てている．歯科医師の倫理的責務にどのようなものがあるかについては国によって異なるかもしれないが，一般的に共有された道徳的価値と倫理的責務には次のような義務が含まれている．

　—基本的人権と患者の権利を認識し，促進し，擁護する義務

　—患者および人々が口腔の健康に対してどのようなニーズを持ち，何が彼らにとって最善の利益であるかを明らかにして，それらを擁護し，支持する義務

　—すべての患者に安全で，良質で，適切で，公正な口腔ケアを提供する義務

　—口腔の健康を改善して，患者および人々の全身の健康と福利に貢献する義務

　—歯科医療専門職の役割，名声，品位を保つ義務

　歯科医師の責務と，歯科医師としての自律，自己規律および診療上の自由をはじめとする権利との間には密接なつながりがある．歯科医師としてのこれらの権利は，歯科医師の利益のためだけに存在するのではない．これらの権利があることによって，歯科医師は社会のすべての人々に良質で倫理的に適切な口腔ケアを提供し，歯科医師としての責務と義務を果たすことが可能となる．歯科医師としてのこれら権利が脅かされれば，歯科医師としての道徳規範の維持が著しく困難になることもある．

　歯科医師としての責務と同様に，歯科医師としての権利にどのようなものがあるかについては国によって異なるかもしれない．しかしながら，いかなる状況にあっても，歯科医師としての権利は，

　—個々の患者および人々の最善の利益に適うものでなければならず，

　—歯科医師としての倫理規範に一致し，歯科医療専門職に対する信頼を損なうものであってはならない．

　歯科医療専門職も人々も絶えざる変化にさらされている．したがって，将来の変化に対応できるように，歯科医師としての権利と責務は定期的に見直されなければならない．

（樫　則章訳）

3. 日本歯科医師会「倫理規範」(1987年，理事会で承認)〔社団法人日本歯科医師会：信頼される歯科医師．一世出版，東京，第1版，1996，5.〕

基本精神
1. 歯科医師は，専門職として常に研鑽を積み，医術の練磨と医道の高揚に努めなければならない．
2. 歯科医師は，診療にあたり，患者に対し限りなき愛情と責任を持って接し，自己の最善を尽くさなければならない．
3. 歯科医師は，自己の技術，知識，経験を社会のために可能な限り提供し，地域の医療に協力しなければならない．

遵守事項
1. 歯科医師は，他の歯科医師の行なった診療につき，正当な理由のない批判及び中傷をしてはならない．
2. 歯科医師は，自己顕示的な宣伝，患者誘引のための誇大広告，その他歯科医師としての品位を汚す宣伝，広告をしてはならない．
3. 歯科医師は，診療に際し，患者に事前にその方法，使用材料，費用等について十分に説明を行ない，患者の承諾を受けなければならない．
4. 歯科医師は，歯科医師法，医療法，健康保険法など関連法規及び日本歯科医師会の定款，規則，決議等を遵守しなければならない．

訓
（省略）

Ⅲ. 歯科衛生士の職業倫理に関する規範

1. 国際歯科衛生士連盟（IFDH）「倫理綱領」(2004年スペイン，トレドにて開催された代議員会にて承認)

序文
歯科衛生士の基本的責任は，口腔の健康を保持・増進することである．
我々は，歯科臨床，治療への方策，健康教育を人々に提供する．
我々は，口腔保健の専門家としてすべての人々に奉仕し，公衆の健康の質を高める．
歯科保健の必要性は普遍的であり，人種，皮膚の色，年齢，性別，言語，宗教，政治そのほかの意見，国籍，社会的地位，財産，出生あるいは身分などによって制約されるものではない．
歯科衛生士は，口腔保健サービスの提供を，個人，家族，地域社会から要請されている．
歯科衛生士として雇用関係において仕事をする場合，十分な能力を保持し，誠実に業務を遂行し，正当な経済的保障を得る．
被雇用者としての立場であっても，患者の幸福のために健康を第一に考えるという倫理的責任を低下するものではない．
また，患者のために十分に能力を発揮し，責務を果たし，知識を活用するという権利を低下するものでもない．
歯科衛生士は，他のヘルスケアの専門家と協力し，誠実に尊敬の念をもって業務を遂行する．

倫理綱領における価値観とは
歯科衛生士は，誠実さと相手を尊重することに価値を置く．
1　誠実さとは：しっかりとしたモラルを持ち，正直であること，率直であること，悪い影響や誘いに束縛されずに自由であること．
　a　歯科衛生士は，他の人々とかかわる場合，誠実さと正直さ，真実を語ること，信頼が置けると認められることが重要である．
　b　歯科衛生士は，専門的な基準と価値観に基づき，誠実であることと実践に重きを置く．
　c　倫理的実践においては，個人的および，専門的誠実さが求められる．
2　尊重することとは：特別な注意を払うこと，関心を持つこと，妨害行為をしないこと，干渉しないこと．
歯科衛生士は，人それぞれかけがえのない存在であり，強さも弱さも，また要求もある一人の個人として認め，また個々の尊厳を尊重することに価値をおく．
　a　歯科衛生士は，真実を語ることに価値をおく．特に，患者が歯科衛生サービス，診断，治療，その後の結果などについて信頼できる情報を得るための手助けをする場合に大切なことである．真実を語ることで，信頼を築く．
　b　歯科衛生士は，個人の選択を尊重する．患者は，どういうサービスを受け，拒否するかを選び，決定できる．
　c　歯科衛生士は，患者の秘密を保持する．秘密を保持することで患者の実質的なリスクや重篤な危険が増大しないかぎり保持していく．
　d　歯科衛生士は，自然の環境を重視する．
こうした価値観は，綱領の以下の4つの基本要素に織り込まれている．

倫理綱領

倫理綱領は，次の基本要素がもうけられ，それぞれの領域において倫理的行為の基準が示されている．これは歯科衛生士の行動指針であり，上記の価値観を具体化するものである．

1. 歯科衛生士と人々および社会
2. 歯科衛生士と実践
3. 歯科衛生士と共働者
4. 歯科衛生士と専門性

1　歯科衛生士と人々および社会

・歯科衛生士は，個人および家族，地域社会の人権や価値観，習慣，精神的信念が尊重されるような環境の実現を促すよう努力する．
・歯科衛生士は，それぞれ患者が治療についての十分かつ適切な情報を得ていることを確認し，それに基づいて治療や関連する歯科衛生の処置の同意をえる．
・歯科衛生士は，患者の必要性と要求に応じたサービスを行う．
・歯科衛生士は，個人の秘密を守りプライバシーの保護に努める．またこれを共有する場合は専門家としての適切な判断に基づいて行う．
・歯科衛生士は，歯科衛生の実践におけるすべての廃棄物を責任を持って処分することで自然環境を保護する．
・歯科衛生士は，自分の個人的関心が，専門的な責務と離齬が生じたときは，患者のために，それらを明らかにし，解決するよう努める．

2　歯科衛生士と実践

・歯科衛生士は，業務の遂行のための資格，知識，訓練，技術，判断力，および安全に臨床業務を行う能力水準を持つ．
・歯科衛生士は，専門領域の知識と関連諸法令に精通する．
・歯科衛生士は，常に誠実さをもって，業務を行い，業務基準を守り，法律上の範囲内で業務を遂行する．
・歯科衛生士は，個人として能力を保持し，常に学習とトレーニングを続けることで現在の専門的知識を高める責任がある．
・歯科衛生士は，患者の必要性に応じ，安全で良心的な費用で受けられるサービスの選択肢を提供する．
・歯科衛生士は，時宜を得た適切なケアを供給し，専門的なサービスに見合う費用を請求する．
・歯科衛生士は，業務を遂行する際に，技術と科学の進歩が人々の安全および尊厳，権利を脅かすことなくこれらと共存することを保証する．

3　歯科衛生士と共働者

・歯科衛生士は，口腔衛生にかかわる同僚および他の関係職能を尊敬し，相互協調に努める．
・歯科衛生士は，患者のケアにおいて，協力して働くヘルスケアの専門家の技術と知識を認め合う．
・歯科衛生士は，患者の健康に矛盾する，不適切なケアが他の口腔ケアの専門家によってなされているときは，患者の権利を守る．

4　歯科衛生士と専門性

・歯科衛生士は，国内の法律で認められた権利の範囲内で歯科衛生士業務の基準を守り，また基準に勝る技能を提供する．
・歯科衛生士は，現在，従事している専門的知識に基づいた研究を発展させ，主なものを公開するよう積極的に取り込む．
・歯科衛生士は，その専門的組織を通じ活動することにより，歯科保健における正当な社会経済的労働条件の確立と維持に参画する．
・歯科衛生士は，人々を尊重し，その健康についての権利を守るよう専門家として努める．

(日本歯科衛生士会訳)

2. 日本歯科衛生士会「歯科衛生士憲章」(1981年，会創立30周年を記念して起草)

私たちは，職業の重要性と社会的使命を強く自覚し，ここに歯科衛生士憲章を制定し，その実践を期するものである．
・私たちは国民の歯科衛生を担う者として誇りと責任をもって，社会に貢献する．
・私たちは常に地域住民の立場を理解し誠実に業務を遂行する．
・私たちは社会の信頼に応えるよう常に人格の形成，知識及び技術の向上に努める．
・私たちは関係諸法令を遵守し歯科保健医療の向上に寄与する．
・私たちは常に歯科衛生士業務発展のため相互の融和と団結に努める．

3．日本歯科衛生士会「歯科衛生士の倫理綱領」(2019（令和元）年6月16日に開催された公益社団法人日本歯科衛生士会定時代議員会において決議され採択)

前文

　口腔の健康は，健康で質の高い生活を営む上で基礎的かつ重要な役割を果たしている．

　歯科衛生士は，人々の歯科疾患を予防し，口腔衛生の向上を図ることにより，口腔の健康の保持増進に貢献することを使命としている．

　歯科衛生士は，免許によって歯科衛生の専門職として認められた者であり，あらゆる人々に対して，生涯を通じた歯科疾患の予防とともに，口腔衛生管理，口腔機能管理による口腔健康管理を提供し，人生の最期まで，その人らしく生きることを支援する．

　歯科衛生業務は，人の生きる権利，尊厳を保つ権利および平等に口腔健康管理の支援を受ける権利などの人権を尊重し，信頼関係に基づいて遂行されなければならない．

　歯科衛生士の倫理綱領は，病院，診療所，介護・福祉施設，地域，事業所，企業，教育養成機関，研究機関，行政機関など，あらゆる場において，歯科衛生業務を実践するための行動指針であり，同時に，歯科衛生士としての基本的な役割と責務を社会に対して明示するものである．

条文

1. 歯科衛生士は，人の生命，人格，人権を尊重する．

　　歯科衛生士の基本的役割は，口腔の健康の保持増進に必要な口腔健康管理を支援し，全身の健康の保持増進および生活の質の確保に努めることである．そのため，いかなる状況においても，人の生命，人格，人権および人としての尊厳が守られることを基本とし，行動する．

2. 歯科衛生士は，平等，公平，誠実に業務を遂行する．

　　すべての人々は，口腔健康管理の支援を受ける権利を有している．歯科衛生士は，国籍，人権，民族，宗教，信条，性別や性的志向，年齢，生活習慣および社会的地位や経済状態によって差別することなく，平等，公平，誠実さに基づいて口腔健康管理を支援するために，歯科衛生業務を遂行する．

3. 歯科衛生士は，十分な説明と信頼関係に基づき業務を遂行する．

　　歯科衛生士は，対象となる人との信頼関係に基づいて業務を遂行する．自らの実践に基づいて理解と同意が得られるよう十分な説明を行い，実施結果に責任を持つことを通して信頼関係を築き，発展させるよう努める責任がある．また，口腔健康管理を支援する過程においては，対象となる人の意向が反映されるように，積極的な参加を促すことに努める．

4. 歯科衛生士は，人々の知る権利および自己決定の権利を尊重し，擁護する．

　　人々は自己の口腔の健康状態を知る権利や口腔健康管理の支援について選択する権利を有している．そのため，対象となる人に対して，口腔健康管理に関する十分な情報を提供し，自己決定の機会を保障するように努める．診療録や業務記録などの開示の求めに対しては，施設内の指針等に則り誠意をもって応じる．

5. 歯科衛生士は，守秘義務を遵守し，個人情報の保護に努める．

　　歯科衛生士は，専門的な立場で口腔健康管理を適切に支援するため，対象となる人の口腔状況や生活習慣，あるいは身体面，精神面，社会面にわたる個人的な情報を得る機会が多い．個人的な情報を得る際には，利用目的について説明し，守秘義務を遵守する．診療録や業務記録など，個人情報の取り扱いには細心の注意を払い，情報漏えいの防止対策を講じる．多職種連携などにおいて他の保健医療福祉関係者との間で情報を共有する場合は，適切な判断に基づいて行う．

6. 歯科衛生士は，対象となる人の口腔の健康が阻害され危険にさらされているときは，その人を保護し，安全を確保する．

　　歯科衛生士は，対象となる人が，常に，適切な口腔健康管理の支援を受けられるように配慮する．しかし，他の関係者によって口腔健康管理が阻害され危険にさらされているとき，または不適切な判断や行為が懸念されたときは，その人を保護し，安全を確保するために働きかけを行い，適切な手段によって問題を解決するために行動する．歯科衛生士が，職場において管理・指導できる立場でなくても，その懸念を提起し，問題を共有し，解決に向けて行動する．

　　また，歯科衛生士の行為が対象となる人を傷つける可能性があることも含めて，口腔健康管理の支援の状況におけるいかなる害の可能性にも注意を払い，危険予防に努める．

7. 歯科衛生士は，歯科衛生士法および関係諸法令を遵守し，業務の質および自律性の確保に努める．

　　歯科衛生士は，自己の責任と能力を的確に認識し，口腔健康管理に必要な歯科衛生業務を行い，実施した業務とその結果について責任を負う．責任の範囲は歯科衛生士法および関係諸法令に規定されており，法的責任を超える業務は行わない．自己の能力を超えた業務を求められた場合は，自ら進んで指導や支援を受けて実践能力を高め，場合によっては業務の変更を求めるなど，提供する歯科衛生業務の質および自律性の確保に努める．

　　歯科衛生士は，歯科衛生士法および関係諸法令を遵守し，適正な業務を実施する．

8. 歯科衛生士は，自己研鑽に励み，専門職としての能力の維持向上・開発に努める.

　　歯科衛生士は，歯科医学・医療の進歩ならびに社会的価値の変化にともない，多様化する口腔健康管理へのニーズに対応した臨床実践能力を高めるため，個人の責任として研鑽に励み，専門職としての能力の維持向上・開発に努める. そのため，自施設の現任教育のほか，歯科衛生士会等が実施する様々な継続教育のプログラムや学会および各種研修など，継続学習の機会を積極的に活用し，専門職としての自己研鑽に努める.

9. 歯科衛生士は，他の保健医療福祉関係者等と連携・協働し，適切な口腔健康管理の確保に努める.

　　歯科衛生士は，他の歯科専門職および保健医療福祉関係者等と連携・協働し，相互理解のもと，より質の高い口腔健康管理を提供するように努める. 連携・協働に際しては，専門職としての相互理解に基づく緊密な協力関係を築き，目的と情報を共有し，対象となる人に適切な口腔健康管理が確保できるよう最善を尽くす.

10. 歯科衛生士は，業務の質を高めるために望ましい基準を設定し，実施する.

　　歯科衛生士は，歯科衛生業務の質を高めるために，実践，管理，教育，研究の望ましい基準を設定し，実施する. 歯科衛生業務の基準は，実践面では実践内容や実践方法などを規定し，管理面では実践を可能とする人材育成プログラム，業務管理，安全管理，情報管理，物品管理など施設内の環境整備について規定する. また，教育面では教育内容，教育環境および教育資源などについて規定し，研究面では研究内容およびその優先性の検討，研究方法や研究成果の提示に関する手続きなどについて規定する.

　　このような基準の設定は組織的に行い，個人あるいは組織としてその基準を満たすように努め，評価基準として活用する. また，社会の変化や人々のニーズに対応させて，適宜改訂する.

11. 歯科衛生士は，業務の実践や研究を通して歯科衛生学の発展に寄与する.

　　歯科衛生士は，常に，業務の実践や研究により得られた最新の知見を活用し，より質の高い業務の実践を目指すとともに，開発された新たな知識・技術の蓄積に最善を尽くし，歯科衛生学の発展に寄与する. また，開発された技術の利用が，人々の安全の確保，尊厳の維持，権利の保障と確実に両立するように努める.

12. 歯科衛生士は，対象となる人の不利益を受けない権利，プライバシーを守る権利を尊重する.

　　歯科衛生士は，業務の実践や研究において，対象となる人の不利益を受けない権利，完全な情報公開を得る権利，自分で判断する権利，プライバシー・匿名性・機密性を守る権利を尊重し，保障するように努める. また，自分の利益と歯科衛生士としての義務が相反する場合は，対象となる人の福祉と権利を尊重し，守る.

13. 歯科衛生士は，より質の高い業務を実践するため，健康的な職業生活の実現に努める.

　　人々の口腔健康管理を支援する歯科衛生士は，心身の健康を基盤として業務を実践する. そのため，自らの健康の保持増進に努め，職業生活と私生活および活動と休息のバランスを保つように努める. また，歯科衛生士がその職責にふさわしい処遇を得て業務に従事できるよう，労働条件や職場環境を整えるとともに，医療安全，感染予防，被曝防止，暴力やハラスメントからの保護など，健康的な職業生活を実現するための安全の確保やリスクマネジメントに組織的に取組む.

14. 歯科衛生士は，社会や人々の信頼を得るよう，個人としての品行を高く維持する.

　　歯科衛生士は，社会や人々の信頼なくしてその役割を果たすことはできない. 歯科衛生士に対する信頼は，専門的な知識・技術のみならず，誠実さ，礼節，品性，清潔さ，謙虚さなどとともに，深い教養や社会常識に支えられた行動によるところが大きい.

　　歯科衛生士は，専門職としての使命や責任を自覚し，個人としての品行を高く維持するように努める.

15. 歯科衛生士は，健康に関連する環境問題について社会と責任を共有する.

　　歯科衛生士は，人々が健康で文化的な生活を享受する権利を擁護することが求められる. それゆえ，健康を促進する環境を整備し，自然環境や社会環境の悪化に関連する問題についても社会と責任を共有し，解決に努める. 医療廃棄物についても，その適正な処理および処理過程などを通して，保健医療福祉活動による環境破壊を防止する責務を果たすとともに，人々の健康を保持増進するための環境保護に取組む.

16. 歯科衛生士は，口腔の健康を保持増進するための制度や施策を推進するため，専門職組織を通じて行動し，よりよい社会づくりに貢献する.

　　歯科衛生士は，いかなるときであっても，人々がより高い水準で口腔の健康を獲得できるよう，社会の変化と人々のニーズに対応した法制度の確立や保健医療福祉に関わる施策の推進に努める. これらの実現を目指して，専門職組織である歯科衛生士会などの活動を通じて行動し，よりよい社会づくりに貢献する.

Ⅳ. 患者の権利に関する宣言等

1. 世界医師会「患者の権利に関するリスボン宣言」(1981年，ポルトガル，リスボンにおける第34回総会で採択，1995年修正)

序文

　医師，患者およびより広い意味での社会との関係は，近年著しく変化してきた．医師は，常に自らの良心に従い，また常に患者の最善の利益のために行動すべきであると同時に，それと同等の努力を患者の自律性と正義を保証するために払わねばならない．以下に掲げる宣言は，医師が是認し推進する患者の主要な権利のいくつかを述べたものである．医師および医療従事者，または医療組織は，この権利を認識し，擁護していくうえで共同の責任を担っている．法律，政府の措置，あるいは他のいかなる行政や慣例であろうとも，患者の権利を否定する場合には，医師はこの権利を保障ないし回復させる適切な手段を講じるべきである．

原則

1. 良質の医療を受ける権利
   a. すべての人は，差別なしに適切な医療を受ける権利を有する．
   b. すべての患者は，いかなる外部干渉も受けずに自由に臨床上および倫理上の判断を行うことを認識している医師から治療を受ける権利を有する．
   c. 患者は，常にその最善の利益に即して治療を受けるものとする．患者が受ける治療は，一般的に受け入れられた医学的原則に沿って行われるものとする．
   d. 質の保証は，常に医療のひとつの要素でなければならない．特に医師は，医療の質の擁護者たる責任を担うべきである．
   e. 供給を限られた特定の治療に関して，それを必要とする患者間で選定を行わなければならない場合は，そのような患者はすべて治療を受けるための公平な選択手続きを受ける権利がある．その選択は，医学的基準に基づき，かつ差別なく行わなければならない．
   f. 患者は，医療を継続して受ける権利を有する．医師は，医学的に必要とされる治療を行うにあたり，同じ患者の治療にあたっている他の医療提供者と協力する責務を有する．医師は，現在と異なる治療を行うために患者に対して適切な援助と十分な機会を与えることができないならば，今までの治療が医学的に引き続き必要とされる限り，患者の治療を中断してはならない．

2. 選択の自由の権利
   a. 患者は，民間，公的部門を問わず，担当の医師，病院，あるいは保健サービス機関を自由に選択し，また変更する権利を有する．
   b. 患者はいかなる治療段階においても，他の医師の意見を求める権利を有する．

3. 自己決定の権利
   a. 患者は，自分自身に関わる自由な決定を行うための自己決定の権利を有する．医師は，患者に対してその決定のもたらす結果を知らせるものとする．
   b. 精神的に判断能力のある成人患者は，いかなる診断上の手続きないし治療に対しても，同意を与えるかまたは差し控える権利を有する．患者は自分自身の決定を行ううえで必要とされる情報を得る権利を有する．患者は，検査ないし治療の目的，その結果が意味すること，そして同意を差し控えることの意味について明確に理解するべきである．
   c. 患者は医学研究あるいは医学教育に参加することを拒絶する権利を有する．

4. 意識のない患者
   a. 患者が意識不明かその他の理由で意思を表明できない場合は，法律上の権限を有する代理人から，可能な限りインフォームド・コンセントを得なければならない．
   b. 法律上の権限を有する代理人がおらず，患者に対する医学的侵襲が緊急に必要とされる場合は，患者の同意があるものと推定する．ただし，その患者の事前の確固たる意思表示あるいは信念に基づいて，その状況における医学的侵襲に対し同意を拒絶することが明白かつ疑いようのない場合を除く．
   c. しかしながら，医師は自殺企図により意識を失っている患者の生命を救うよう常に努力すべきである．

5. 法的無能力の患者
   a. 患者が未成年者あるいは法的無能力者の場合，法域によっては，法律上の権限を有する代理人の同意が必要とされる．それでもなお，患者の能力が許す限り，患者は意思決定に関与しなければならない．
   b. 法的無能力の患者が合理的な判断をしうる場合，その意思決定は尊重されねばならず，かつ患者は法律上の権限を有する代理人に対する情報の開示を禁止する権利を有する．
   c. 患者の代理人で法律上の権限を有する者，あるいは患者から権限を与えられた者が，医師の立場から見て，患者の最善の利益となる治療を禁止する場合，医師はその決定に対して，関係する法的あるいはその他慣例に基づき，異議を申し立てるべきである．救急を要する場合，医師は患者の最善の利益に即して行動することを要する．

6. 患者の意思に反する処置

　患者の意思に反する診断上の処置あるいは治療は，特別に法律が認めるか医の倫理の諸原則に合致する場合には，例外的な事例としてのみ行うことができる．

7. 情報に対する権利

a. 患者は，いかなる医療上の記録であろうと，そこに記載されている自己の情報を受ける権利を有し，また症状についての医学的事実を含む健康状態に関して十分な説明を受ける権利を有する．しかしながら，患者の記録に含まれる第三者についての機密情報は，その者の同意なくしては患者に与えてはならない．

b. 例外的に，情報が患者自身の生命あるいは健康に著しい危険をもたらす恐れがあると信ずるべき十分な理由がある場合は，その情報を患者に対して与えなくともよい．

c. 情報は，その患者の文化に適した方法で，かつ患者が理解できる方法で与えられなければならない．

d. 患者は，他人の生命の保護に必要とされていない場合に限り，その明確な要求に基づき情報を知らされない権利を有する．

e. 患者は，必要があれば自分に代わって情報を受ける人を選択する権利を有する．

8. 守秘義務に対する権利

a. 患者の健康状態，症状，診断，予後および治療について個人を特定しうるあらゆる情報，ならびにその他個人のすべての情報は，患者の死後も秘密が守られなければならない．ただし，患者の子孫には，自らの健康上のリスクに関わる情報を得る権利もありうる．

b. 秘密情報は，患者が明確な同意を与えるか，あるいは法律に明確に規定されている場合に限り開示することができる．情報は，患者が明らかに同意を与えてない場合は，厳密に「知る必要性」に基づいてのみ，他の医療提供者に開示することができる．

c. 個人を特定しうるあらゆる患者のデータは保護されねばならない．データの保護のために，その保管形態は適切になされなければならない．個人を特定しうるデータが導き出せるようなその人の人体を形成する物質も同様に保護されねばならない．

9. 健康教育を受ける権利

　すべての人は，個人の健康と保健サービスの利用について，情報を与えられたうえでの選択が可能となるような健康教育を受ける権利がある．この教育には，健康的なライフスタイルや，疾病の予防および早期発見についての手法に関する情報が含まれていなければならない．健康に対するすべての人の自己責任が強調されるべきである．医師は教育的努力に積極的に関わっていく義務がある．

10. 尊厳に対する権利

a. 患者は，その文化および価値観を尊重されるように，その尊厳とプライバシーを守る権利は，医療と医学教育の場において常に尊重されるものとする．

b. 患者は，最新の医学知識に基づき苦痛を緩和される権利を有する．

c. 患者は，人間的な終末期ケアを受ける権利を有し，またできる限り尊厳を保ち，かつ安楽に死を迎えるためのあらゆる可能な助力を与えられる権利を有する．

11. 宗教的支援に対する権利

　患者は，信仰する宗教の聖職者による支援を含む，精神的，道徳的慰問を受けるか受けないかを決める権利を有する．

（日本医師会訳）

2. 世界歯科連盟（FDI）「歯科の患者の基本的な権利と責務」(2007年，アラブ首長国連邦，ドバイにおける第26回総会にて採択)

　患者と公衆への奉仕は現代歯科医療の第一の関心事である．したがって，基本的な人権および患者の権利を個別的にも集合的にも認識することは，歯科医療専門職の中心的な価値および義務のひとつである．それらの基本的な権利を擁護することは良質で倫理に適った口腔ケアを提供するための不可欠の要素である．

　歯科の患者の基本的権利は数多くあり，そのなかには次のものが含まれる．

　―健康で安全な環境において，患者の権利および尊厳に対する共感と尊重とをもって，口腔ケアを受ける権利

　―口腔の健康について，適切，良質，公正かつ倫理的な情報とケアとを提供される権利

　―個人のプライバシーが守られる権利

　―ニーズ，最善の利益，適切な要望および不満に対して必要な配慮を受ける権利

　―口腔の健康に影響する意思決定過程に参加することができるように援助を受ける権利

　患者が有するこれらの基本的権利は，患者の二つの責務，すなわち安全，良質，有効かつ倫理的な口腔ケアが社会のすべての成員に提供されるようにする責務，および自分の口腔の健康を守る責務を認識する責務と調和するものでなけ

ればならない．これらの責務によって，患者の一般的な倫理的義務および社会的責務が生じるとともに，次のような義務が患者に課せられることになる．

—他者の福利とニーズを尊重する義務
—歯科医師は社会のすべての成員に対して適切な治療を提供するに際して有効性と公平性を望んでいることを理解する義務
—口腔の健康にしかるべき重要性を認めて，口腔の健康に対する自分の責務を認める義務
—口腔ケアの正当な分配方法は多様であることを認識する義務
—患者としての権利とその限界を知る義務

患者の基本的な権利に対する法的な制約ないしは例外（たとえば，公衆衛生上のリスクがある場合など）が存在すること，また患者が自分の責務を果たそうとする際に重大な困難を経験する状況（身体的ないしは精神的障害）が存在することを患者は認識する必要がある．

歯科医療職も人々も絶えまない変化にさらされている．したがって，将来の変化に対応できるように，歯科の患者の権利と責務は定期的に見直されなければならない．

（樫　則章訳）

V．人を対象とする医学研究の倫理

1．「ニュルンベルク綱領」(1947年)（日本医師会雑誌，第103巻4号，p.529，1990）

人間に対するある種の実験は，それが十分納得のいく範囲内で，医療の倫理に依拠しておこなわれるときは，われわれに明証性の大きな重みを提示するものである．人体実験の擁護者たちは，そのような実験が他の研究法や手段では得られない社会の善となる結果を生むという理由で，その見解の正当性を主張している．しかしながら，道徳的，倫理的および法的な考え方を満足するためには，いくつかの基本的原則を遵守しなければならないことは，何人も認めるところである．

(1) 被験者の自発的同意は絶対的本質的なものである．これは，被験者本人が法的に同意する資格のあることを意味するが，さらに暴力，欺瞞，虚偽，強迫や制約や他の強圧の間接的な形式のいかなる要素の干渉も排除した自由な選択力を働かしうる状況におかれること，および実験目的を理解し，啓発された上での決断をうるために被験者に充分な知識と理解を与えなければならない．そのためには，被験者によって肯定的決断を得る前に実験の性格，期間および目的，おこなわれる実験の方法，手段，予期しうるすべての不利益と危険，実験に関与することからおこりうる健康や個体への影響などを知らされなければならない．

同意の性格を確認する業務と責任は，実験の計画者，指導者，実施者すべてにある．これは個人的な義務と責任であり，これを追訴をうけることなしに他人に転嫁できない．

(2) 実験は社会の善となる結果を生むべきものであり，他の研究方法手段をもっては得られないものであり，さらに放縦・不必要な実験であってはならない．

(3) 実験は，動物実験の結果，病気の自然史についての知識，または研究上の他の問題によって，あらかじめ実験の実施を正当化する結果が予想されることを基盤にして設計されなければならない．

(4) 実験は，すべて不必要な肉体的ならびに精神的な苦痛や傷害をさけるようおこなわなければならない．

(5) 死や回復不能の傷害がおこると信ぜられる理由が演繹的にある場合，実験をおこなってはならない．ただし，実験をする医師自らが被験者になる場合は，この限りではない．

(6) おこりうべき危険の程度は，その実験によって解決される問題の人間への貢献度を超えるものであってはならない．

(7) 被験者を傷害，死から守るため，いかに可能性の少ないものであっても，適切な設備を整えておかねばならない．

(8) 実験は科学的に資格のあるものによってのみ，おこなわなければならない．実験の指導者，実施者は，実験の全段階を通じて最高の技倆と注意を必要とする．

(9) 実験中，被験者は，実験を継続することが彼にとって不可能な肉体的精神的状態に達したときは，実験を中止する自由がなければならない．

(10) 実験中，責任をもつ科学者は，実験の遂行が，被験者に傷害や死を結果しうると思われるときに要求される誠実性，技倆，判断力の維持に疑念の生じたときは，いつでも実験を中断する用意がなければならない．

（中川米造訳）

2. 世界医師会「ヘルシンキ宣言」(1964年，フィンランド，ヘルシンキにおける第18回総会で採択，1975年，1983年，1989年，1996年，2000年，2004年，2008年，2013年修正)

序文

1. 世界医師会(WMA)は，特定できる人間由来の試料およびデータの研究を含む，人間を対象とする医学研究の倫理的原則の文書としてヘルシンキ宣言を改訂してきた.
   本宣言は全体として解釈されることを意図したものであり，各項目は他のすべての関連項目を考慮に入れて適用されるべきである.
2. WMAの使命の一環として，本宣言は主に医師に対して表明されたものである．WMAは人間を対象とする医学研究に関与する医師以外の人々に対してもこれらの諸原則の採用を推奨する.

一般原則

3. WMAジュネーブ宣言は，「私の患者の健康を私の第一の関心事とする」ことを医師に義務づけ，また医の国際倫理網領は，「医師は，医療の提供に際して，患者の最善の利益のために行動すべきである」と宣言している.
4. 医学研究の対象とされる人々を含め，患者の健康，福利，権利を向上させ守ることは医師の責務である．医師の知識と良心はこの責務達成のために捧げられる.
5. 医学の進歩は人間を対象とする諸試験を要する研究に根本的に基づくものである.
6. 人間を対象とする医学研究の第一の目的は，疾病の原因，発症および影響を理解し，予防，診断ならびに治療(手法，手順，処置)．を改善することである．最善と証明された治療であっても，安全性，有効性，効率性，利用可能性および質に対する研究を通じて継続的に評価されなければならない.
7. 医学研究はすべての被験者に対する配慮を推進かつ保証し，その健康と権利を擁護するための倫理基準に従わなければならない.
8. 医学研究の主な目的は新しい知識を得ることであるが，この目標は個々の被験者の権利および利益に優先することがあってはならない.
9. 被験者の生命，健康，尊厳，全体性，自己決定権，プライバシーおよび個人情報の秘密を守ることは医学研究に関与する医師の責務である．被験者の保護責任は常に医師またはその他の医療専門職にあり，被験者が同意を与えた場合でも，決してその被験者に移ることはない.
10. 医師は，適用される国際的規範および基準はもとより人間を対象とする研究に関する自国の倫理，法律，規制上の規範ならびに基準を考慮しなければならない．国内的または国際的倫理，法律，規制上の要請がこの宣言に示されている被験者の保護を減じあるいは排除してはならない.
11. 医学研究は，環境に害を及ぼす可能性を最小限にするよう実施されなければならない.
12. 人間を対象とする医学研究は，適切な倫理的および科学的な教育と訓練を受けた有資格者によってのみ行われなければならない．患者あるいは健康なボランティアを対象とする研究は，能力と十分な資格を有する医師またはその他の医療専門職の監督を必要とする.
13. 医学研究から除外されたグループには研究参加への機会が適切に提供されるべきである.
14. 臨床研究を行う医師は，研究が予防，診断または治療する価値があるとして正当化できる範囲内にあり，かつその研究への参加が被験者としての患者の健康に悪影響を及ぼさないことを確信する十分な理由がある場合に限り，その患者を研究に参加させるべきである.
15. 研究参加の結果として損害を受けた被験者に対する適切な補償と治療が保証されなければならない.

リスク，負担，利益

16. 医療および医学研究においてはほとんどの治療にリスクと負担が伴う.
    人間を対象とする医学研究は，その目的の重要性が被験者のリスクおよび負担を上まわる場合に限り行うことができる.
17. 人間を対象とするすべての医学研究は，研究の対象となる個人とグループに対する予想し得るリスクおよび負担と被験者およびその研究によって影響を受けるその他の個人またはグループに対する予見可能な利益とを比較して，慎重な評価を先行させなければならない.
    リスクを最小化させるための措置が講じられなければならない．リスクは研究者によって継続的に監視，評価，文書化されるべきである.
18. リスクが適切に評価されかつそのリスクを十分に管理できるとの確信を持てない限り，医師は人間を対象とする研究に関与してはならない.
    潜在的な利益よりもリスクが高いと判断される場合または明確な成果の確証が得られた場合，医師は研究を継続，変更あるいは直ちに中止すべきかを判断しなければならない.

社会的弱者グループおよび個人

19. あるグループおよび個人は特に社会的な弱者であり不適切な扱いを受けたり副次的な被害を受けやすい.
    すべての社会的弱者グループおよび個人は個別の状況を考慮したうえで保護を受けるべきである.

20. 研究がそのグループの健康上の必要性または優先事項に応えるものであり，かつその研究が社会的弱者でないグループを対象として実施できない場合に限り，社会的弱者グループを対象とする医学研究は正当化される．さらに，そのグループは研究から得られた知識，実践または治療からの恩恵を受けるべきである．

科学的要件と研究計画書

21. 人間を対象とする医学研究は，科学的文献の十分な知識，その他関連する情報源および適切な研究室での実験ならびに必要に応じた動物実験に基づき，一般に認知された科学的諸原則に従わなければならない．研究に使用される動物の福祉は尊重されなければならない．

22. 人間を対象とする各研究の計画と実施内容は，研究計画書に明示され正当化されていなければならない．
研究計画書には関連する倫理的配慮について明記され，また本宣言の原則がどのように取り入れられてきたかを示すべきである．計画書は，資金提供，スポンサー，研究組織との関わり，起こり得る利益相反，被験者に対する報奨ならびに研究参加の結果として損害を受けた被験者の治療および／または補償の条項に関する情報を含むべきである．
臨床試験の場合，この計画書には研究終了後条項についての必要な取り決めも記載されなければならない．

研究倫理委員会

23. 研究計画書は，検討，意見，指導および承認を得るため研究開始前に関連する研究倫理委員会に提出されなければならない．この委員会は，その機能において透明性がなければならず，研究者，スポンサーおよびその他いかなる不適切な影響も受けず適切に運営されなければならない．委員会は，適用される国際的規範および基準はもとより，研究が実施される国または複数の国の法律と規制も考慮しなければならない．しかし，そのために本宣言が示す被験者に対する保護を減じあるいは排除することを許してはならない．
研究倫理委員会は，進行中の研究をモニターする権利を持たなければならない．研究者は，委員会に対してモニタリング情報とくに重篤な有害事象に関する情報を提供しなければならない．委員会の審議と承認を得ずに計画書を修正してはならない．研究終了後，研究者は研究知見と結論の要約を含む最終報告書を委員会に提出しなければならない．

プライバシーと秘密保持

24. 被験者のプライバシーおよび個人情報の秘密保持を厳守するためあらゆる予防策を講じなければならない．

インフォームド・コンセント

25. 医学研究の被験者としてインフォームド・コンセントを与える能力がある個人の参加は自発的でなければならない．家族または地域社会のリーダーに助言を求めることが適切な場合もあるが，インフォームド・コンセントを与える能力がある個人を本人の自主的な承諾なしに研究に参加させてはならない．

26. インフォームド・コンセントを与える能力がある人間を対象とする医学研究において，それぞれの被験者候補は，目的，方法，資金源，起こり得る利益相反，研究者の施設内での所属，研究から期待される利益と予測されるリスクならびに起こり得る不快感，研究終了後条項，その他研究に関するすべての面について十分に説明されなければならない．被験者候補は，いつでも不利益を受けることなしに研究参加を拒否する権利または参加の同意を撤回する権利があることを知らされなければならない．個々の被験者候補の具体的情報の必要性のみならずその情報の伝達方法についても特別な配慮をしなければならない．
被験者候補がその情報を理解したことを確認したうえで，医師またはその他ふさわしい有資格者は被験者候補の自主的なインフォームド・コンセントをできれば書面で求めなければならない．同意が書面で表明されない場合，その書面によらない同意は立会人のもとで正式に文書化されなければならない．
医学研究のすべての被験者は，研究の全体的成果について報告を受ける権利を与えられるべきである．

27. 研究参加へのインフォームド・コンセントを求める場合，医師は，被験者候補が医師に依存した関係にあるかまたは同意を強要されているおそれがあるかについて特別な注意を払わなければならない．そのような状況下では，インフォームド・コンセントはこうした関係とは完全に独立したふさわしい有資格者によって求められなければならない．

28. インフォームド・コンセントを与える能力がない被験者候補のために，医師は，法的代理人からインフォームド・コンセントを求めなければならない．これらの人々は，被験者候補に代表されるグループの健康増進を試みるための研究，インフォームド・コンセントを与える能力がある人々では代替して行うことができない研究，そして最小限のリスクと負担のみ伴う研究以外には，被験者候補の利益になる可能性のないような研究対象に含まれてはならない．

29. インフォームド・コンセントを与える能力がないと思われる被験者候補が研究参加についての決定に賛意を表することができる場合，医師は法的代理人からの同意に加えて本人の賛意を求めなければならない．被験者候補の不賛意は，尊重されるべきである．

30. 例えば，意識不明の患者のように，肉体的，精神的にインフォームド・コンセントを与える能力がない被験者を対象とした研究は，インフォームド・コンセントを与えることを妨げる肉体的・精神的状態がその研究対象グループに固有の症状となっている場合に限って行うことができる．このような状況では，医師は法的代理人からインフォームド・コンセントを求めなければならない．そのような代理人が得られず研究延期もできない場合，この研究はインフォームド・コンセントを与えられない状態にある被験者を対象とする特別な理由が研究計画書で述べられ，研究倫理委員会で承認されていることを条件として，インフォームド・コンセントなしに開始することができる．研究に引き続き留まる同意はできるかぎり早く被験者または法的代理人から取得しなければならない．

31. 医師は，治療のどの部分が研究に関連しているかを患者に十分説明しなければならない．患者の研究への参加拒否または研究離脱の決定が患者・医師関係に決して悪影響を及ぼしてはならない．

32. バイオバンクまたは類似の貯蔵場所に保管されている試料やデータに関する研究など，個人の特定が可能な人間由来の試料またはデータを使用する医学研究のためには，医師は収集・保存および／または再利用に対するインフォームド・コンセントを求めなければならない．このような研究に関しては，同意を得ることが不可能か実行できない例外的な場合があり得る．このような状況では研究倫理委員会の審議と承認を得た後に限り研究が行われ得る．

プラセボの使用

33. 新しい治療の利益，リスク，負担および有効性は，以下の場合を除き，最善と証明されている治療と比較考量されなければならない：

証明された治療が存在しない場合，プラセボの使用または無治療が認められる；あるいは，

説得力があり科学的に健全な方法論的理由に基づき，最善と証明されたものより効果が劣る治療，プラセボの使用または無治療が，その治療の有効性あるいは安全性を決定するために必要な場合，

そして，最善と証明されたものより効果が劣る治療，プラセボの使用または無治療の患者が，最善と証明された治療を受けなかった結果として重篤または回復不能な損害の付加的リスクを被ることがないと予想される場合．

この選択肢の乱用を避けるため徹底した配慮がなされなければならない．

研究終了後条項

34. 臨床試験の前に，スポンサー，研究者および主催国政府は，試験の中で有益であると証明された治療を未だ必要とするあらゆる研究参加者のために試験終了後のアクセスに関する条項を策定すべきである．また，この情報はインフォームド・コンセントの手続きの間に研究参加者に開示されなければならない．

研究登録と結果の刊行および普及

35. 人間を対象とするすべての研究は，最初の被験者を募集する前に一般的にアクセス可能なデータベースに登録されなければならない．

36. すべての研究者，著者，スポンサー，編集者および発行者は，研究結果の刊行と普及に倫理的責務を負っている．研究者は，人間を対象とする研究の結果を一般的に公表する義務を有し報告書の完全性と正確性に説明責任を負う．すべての当事者は，倫理的報告に関する容認されたガイドラインを遵守すべきである．否定的結果および結論に達しない結果も肯定的結果と同様に，刊行または他の方法で公表されなければならない．資金源，組織との関わりおよび利益相反が，刊行物の中には明示されなければならない．この宣言の原則に反する研究報告は，刊行のために受理されるべきではない．

臨床における未実証の治療

37. 個々の患者の処置において証明された治療が存在しないかまたはその他の既知の治療が有効でなかった場合，患者または法的代理人からのインフォームド・コンセントがあり，専門家の助言を求めたうえ，医師の判断において，その治療で生命を救う，健康を回復するまたは苦痛を緩和する望みがあるのであれば，証明されていない治療を実施することができる．この治療は，引き続き安全性と有効性を評価するために計画された研究の対象とされるべきである．すべての事例において新しい情報は記録され，適切な場合には公表されなければならない．

（日本医師会訳）

Ⅵ. 歯科医師の法的義務

法的義務
1) 歯科医師法に規定された義務
　①「歯科医療及び保健指導を掌ることによって，公衆衛生の向上及び増進に寄与し，もって国民の健康な生活を確保する」(歯科医師法第1条). これは歯科医師の義務というよりも任務であり，社会的使命である.
　②応召義務 (歯科医師法第19条第1項)：診察治療を求められた場合に，正当な理由なしに拒んではならないとなっている.
　③診断書等の交付義務 (歯科医師法第19条第2項)
　④無診察治療等の禁止と診断書もしくは処方せん交付の禁止 (歯科医師法第20条)
　⑤処方せんの交付義務 (歯科医師法第21条). これには例外が7項目あり，その第2は「処方せんを交付することが診療又は疾病の予後について患者に不安を与え，その疾病の治療を困難にするおそれがある場合」とある.
　⑥療養方法等の指導義務 (歯科医師法第22条)
　⑦診療録 (カルテ) の記載及び保存義務 (歯科医師法第23条)
2) 歯科医師の民法上の義務
　歯科医師と患者との関係は民法上契約関係とされ，準委任契約 (法律行為ではない事務の委託) のもとにある (民法第656条). このため，医師は説明して患者から同意を得なければならないとされる. また，医師は善良な管理者として，委任者である患者の利益を保護するために，注意義務 (民法第644条)(悪い結果を予見し，それを回避する義務. これによって医師には患者にとって医療水準に即した最善の治療を行う義務が生じる) と報告義務 (民法第645条) を負う.
3) 歯科医師の医療法上の義務-インフォームド・コンセントに関して
　①良質かつ適切な医療を行うよう努力する義務 (医療法第1条の2と4の第1項)
　②適切な説明を行い，理解を得るよう努力する義務 (医療法第1条の4の第2項)
4) 歯科医師の刑法上の義務
　①守秘義務 (刑法第134条)
　②虚偽記載の禁止 (刑法第160条)
　③正当行為 (刑法第35条)―インフォームド・コンセント (3章参照) に関して：医師の診療行為は，「医学的適応」があり，「医学的正当性」が満たされ，なおかつ患者の同意があれば，正当業務となり，違法性が阻却 (さまたげること) される. そして，同意を有効なものとする前提として，医師に説明義務が生じる.
　④証言，鑑定の義務 (刑事訴訟法第165条，171条)

Ⅶ. 歯科衛生士の法的義務

法的義務
1) 歯科衛生士法で定められた義務
　①「歯科疾患の予防及び口くう衛生の向上を図る」(歯科衛生士法第1条)：これは歯科衛生士の義務というよりも任務であり，社会的使命である.
　②守秘義務 (歯科衛生士法第13条の6)：業務上知り得た人の秘密を漏らしてはならないことになっている.
2) 医療法の第1条の2と4で定められた義務
　「医療の基本理念」として，患者さんとの信頼関係を築き，良質な医療を提供することなどが義務づけられている.

Ⅷ. 患者の法的な権利と義務

1. 医療と関連した国民の法的権利
　医療と関連した国民の法的権利として，日本国憲法第25条で規定された生存権 (健康で文化的な最低限度の生活を営む権利) および健康権 (健康に生きる権利) がある. また，第13条で規定された生命権 (個人の生命が尊重される権利) および幸福追求権 (幸福を追求する権利) がある.
2. 患者の自己決定権の法的根拠
　患者中心の医療において，患者の権利の中心をなすのは，患者の自己決定権である. 法的権利として患者の自己決定権は，日本国憲法第13条の生命権と幸福追求権によって保障されているが，自己決定権はむしろ基本的人権であるともいえる.
3. 患者の義務
　(1) 医療費の支払い (健康保険法第43条，国民健康保険法第42条)
　(2) 心身の状況の報告義務および医師の療養指示に従う義務：これらは，法的な義務ではないが，患者中心の医療は医師と患者さん双方の協力によってはじめて成り立つのであるから，患者には基本的にこれらの倫理的な義務があるといえる. また，患者が自分の心身の状況を正直に医師に報告しなかったり，医師の指示に従わなかったりしたために，病状が悪化したり，死期が早まったりした場合は，患者にも責任が生じ，訴訟になった場合には，医師に過失があっても，その責任は減殺される.

【著者略歴（執筆順）】

樫 則章（かたぎ のりあき）
1980年　大阪大学文学部卒業
1987年　大阪大学大学院文学研究科後期課程哲学哲学史専攻単位取得
1991年　大阪歯科大学大学准教授（歯学部倫理学教室）
2012年　大阪歯科大学教授（歯学部倫理学教室／人権教育室）

尾﨑 哲則（おざき てつのり）
1983年　日本大学歯学部卒業
1987年　日本大学大学院歯学研究科修了
1998年　日本大学助教授
2002年　日本大学教授（歯学部医療人間科学分野）
　　　　日本大学歯学部附属歯科衛生専門学校校長（〜2011年）
2022年　日本大学講師
2023年　日本大学客員教授

保坂 誠（ほさか まこと）
1975年　東京歯科大学歯学部卒業
1992年　千葉県立衛生短期大学助教授（歯科衛生学科）
2009年　千葉県立保健医療大学准教授（歯科衛生学科）
2016年　東京歯科大学千葉病院臨床教授
2019年　東京歯科大学千葉歯科医療センター総合診療科

頭山 高子（とうやま たかこ）
1980年　大阪歯科大学歯科衛生専門学校卒業
2011年　新潟大学大学院医歯学総合研究科博士課程修了
2012年　大阪歯科大学歯科衛生士専門学校教務主任
2018年　大阪歯科大学医療保健学部口腔保健学科准教授
2021年　大阪歯科大学歯科衛生士研修センター准教授

【編者略歴（五十音順）】

田村　清美（たむら　きよみ）
1978年　名古屋デンタル学院（現専門学校名古屋デンタル衛生士学院）卒業
1991年　名古屋歯科衛生士専門学校（現名古屋市歯科医師会附属歯科衛生士専門学校）
　　　　教務主任
2001年　佛教大学社会学部社会福祉学科卒業
2012年　名古屋市歯科医師会附属歯科衛生士専門学校教務主幹
2015年　愛知学院大学大学院歯学研究科修了，博士（歯学）
2017年　名古屋市歯科医師会附属歯科衛生士専門学校副校長
2019年　名古屋医健スポーツ専門学校歯科衛生科学科長

松井　恭平（まつい　きょうへい）
1973年　東京歯科大学卒業
1990年　千葉県立衛生短期大学教授
2009年　千葉県立保健医療大学教授（〜2013年）
2019年　千葉県立保健医療大学名誉教授

山根　瞳（やまね　ひとみ）
1970年　東京歯科大学卒業
1974年　東京歯科大学大学院歯学研究科修了
1986年　アポロ歯科衛生士専門学校校長
2021年　アポロ歯科衛生士専門学校名誉校長

※本書は『最新歯科衛生士教本』の内容を引き継ぎ，必要な箇所の見直しを行ったものです．

歯科衛生学シリーズ
歯科医療倫理学　　　　　　　　　　　　ISBN 978-4-263-42613-5

2023年 1 月20日　第 1 版第 1 刷発行
2024年 1 月20日　第 1 版第 2 刷発行

監　修　一般社団法人
　　　　全国歯科衛生士
　　　　教 育 協 議 会

著　者　樫　　則　章
　　　　　　　　　　ほか

発行者　白　石　泰　夫

発行所　**医歯薬出版株式会社**

〒113-8612　東京都文京区本駒込 1-7-10
TEL.（03）5395-7638（編集）・7630（販売）
FAX.（03）5395-7639（編集）・7633（販売）
https://www.ishiyaku.co.jp/
郵便振替番号00190-5-13816

印刷・真興社／製本・皆川製本所

乱丁・落丁の際はお取り替えいたします